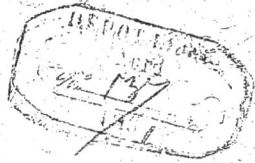

CONTRIBUTION A L'ÉTUDE

DE

L'ANATOMIE PATHOLOGIQUE ET DE LA PATHOGÉNIE

DES

NODOSITÉS DES CORNES UTÉRINES

D'ORIGINE SALPINGIENNE

PAR

Théophila COHN

DOCTEUR EN MÉDECINE
ANCIENNE EXTERNE DES HÔPITAUX DE PARIS

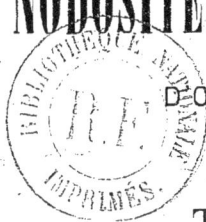

PARIS
SOCIÉTÉ NOUVELLE DE LIBRAIRIE ET D'ÉDITION
(Librairie Georges Bellais)
17, RUE CUJAS, V

1901

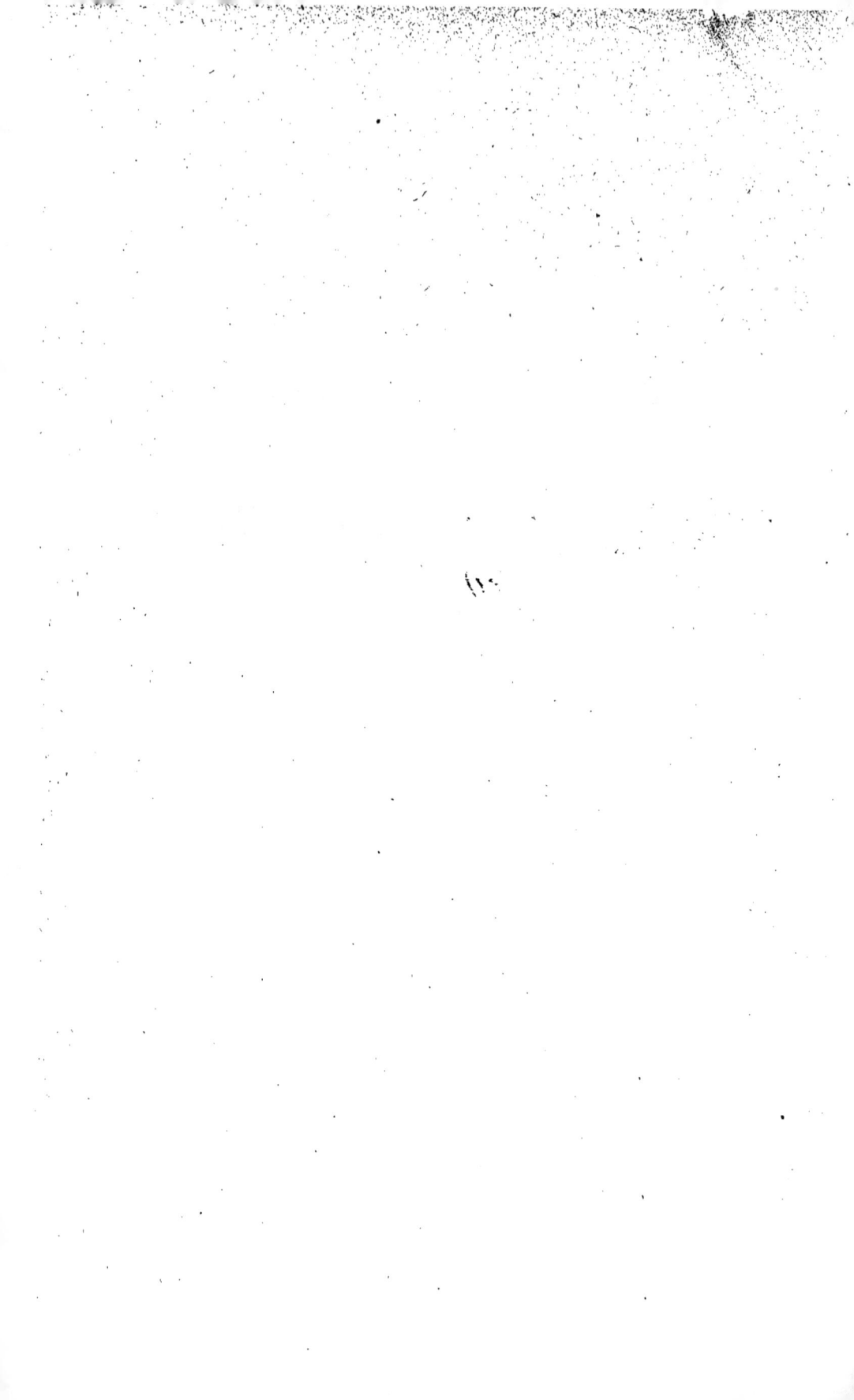

CONTRIBUTION A L'ÉTUDE

DE

L'ANATOMIE PATHOLOGIQUE ET DE LA PATHOGÉNIE

DES

NODOSITÉS DES CORNES UTÉRINES

D'ORIGINE SALPINGIENNE

PAR

Théophila COHN

DOCTEUR EN MÉDECINE
ANCIENNE EXTERNE DES HÔPITAUX DE PARIS

PARIS
SOCIÉTÉ NOUVELLE DE LIBRAIRIE ET D'ÉDITION
(Librairie Georges Bellais)
17, RUE CUJAS, V

1901

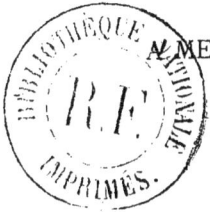

A MES PARENTS

———

A TOUS LES MIENS

———

A MES AMIES ET AMIS

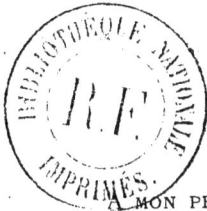

A MON PRÉSIDENT DE THÈSE

M. Le Professeur BRISSAUD

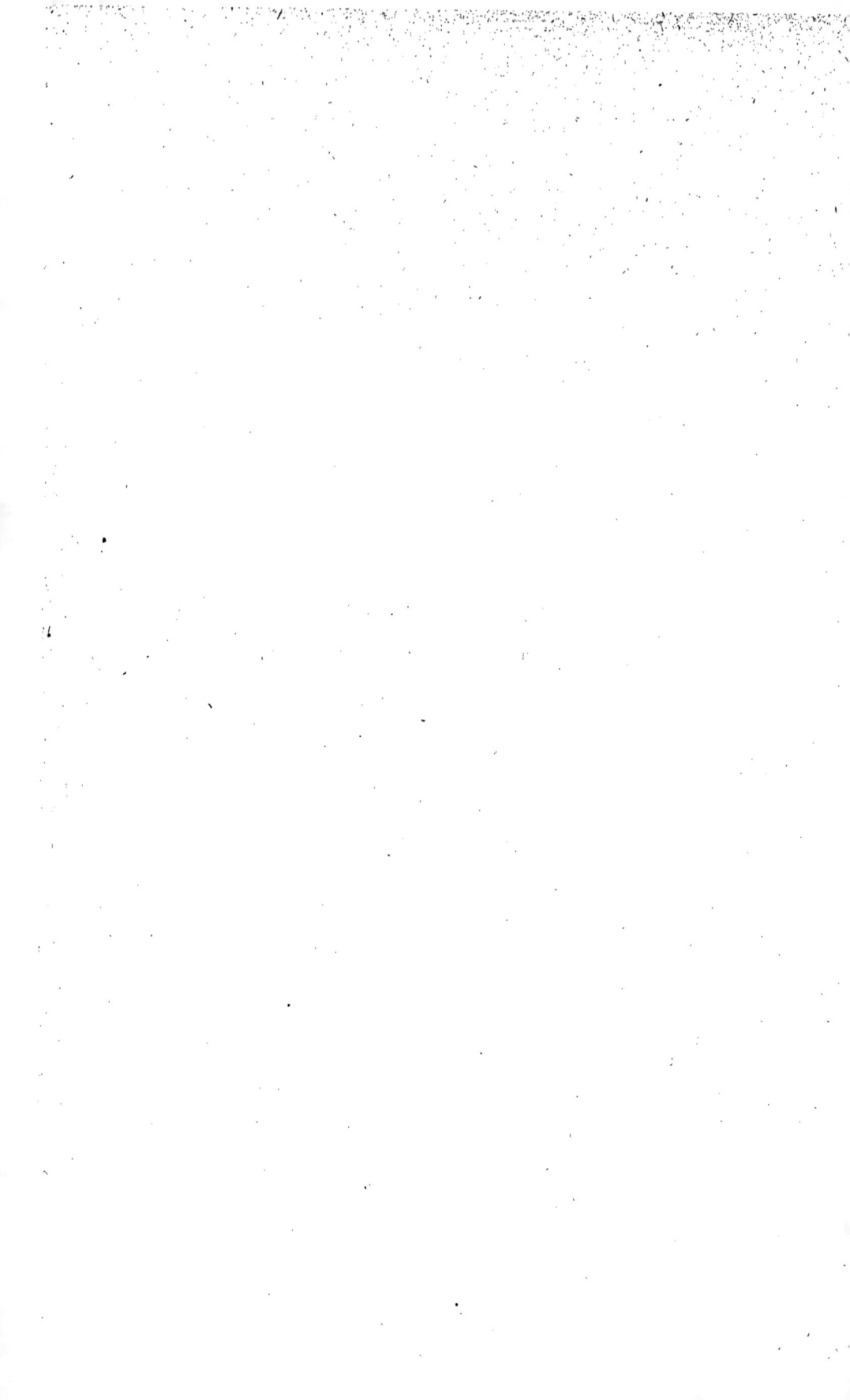

INTRODUCTION

L'année dernière, Monsieur le Docteur Jayle, assistant de Monsieur le Docteur Pozzi à l'hôpital Broca, nous confia l'examen histologique des petites tumeurs des cornes utérines qui avaient particulièrement attiré son attention et sur l'existence et la nature desquelles les auteurs français étaient complètement muets. Nous avons minutieusement examiné ces pièces et leur étude nous parut si intéressante que, sur le conseil de M. Jayle, que nous remercions vivement, nous en avons fait le sujet de notre thèse inaugurale, tout en nous réservant d'insister sur certaines particularités lors d'un prochain travail que nous publierons avec M. Jayle dans la *Revue de Gynécologie et Chirurgie abdominale.*

Nous avons étudié nos pièces sous la direction de M. Macaigne, Médecin des Hôpitaux, au Laboratoire des Hôpitaux, et nous tenons à lui exprimer toute notre reconnaissance pour ses leçons éclairées et pour la bienveillance avec laquelle il nous a accueilli dans son laboratoire.

Sur les cinq pièces que nous avions à notre disposition, trois présentaient des lésions de la salpingite interstitielle ; dans la quatrième nous étions étonné de trouver dans les couches musculaires périphériques quelques culs-de-sac glandulaires isolés ; le dernier cas nous a donné une image, dont nous avions d'abord vainement cherché l'explication. Nous étions en présence d'un adénome bilatéral circonscrit à la nodosité, la trompe et l'utérus ne présentant que des modifications insignifiantes. Il s'agissait là de la « *salpingitis nodosa isthmica* » décrite par Chiari.

La question, à peine connue en France, intéressait vivement

les auteurs allemands. De nombreux travaux ont été consacrés à l'étude de ces adénomyomes des cornes utérines, dont on ne connaît actuellement que 70 cas environ. Chiari, Schauta en ont fixé le tableau clinique, à Recklinghausen nous devons les détails anatomo-pathologiques, mais c'est la question de pathogénie qui jusqu'à aujourd'hui donne lieu à de nouvelles publications.

Quelle est l'origine de ces nodosités ? Sont-elles acquises ou congénitales ? S'agit-il d'un processus inflammatoire chronique gonococcique ou tuberculeux qui, par invagination de la muqueuse, a donné lieu aux néoformations glandulaires ? Les éléments épithéliaux proviennent-ils des débris embryonnaires inclus dans la paroi des trompes ? Ces débris embryonnaires de quelle origine sont-ils ? A-t-on affaire à des débris embryonnaires du corps de Wolff ou du canal de Muller ? Autant de questions difficiles à résoudre.

Donner une réponse satisfaisante à ces questions, c'est aborder un des problèmes les plus intéressants et les plus difficiles de la pathologie générale : l'histogénèse des tumeurs.

Prouver l'origine inflammatoire simple des néoformations, qui nous intéressent, c'est peut-être admettre l'origine inflammatoire de certaines tumeurs au moins.

Accepter l'origine congénitale des éléments épithéliaux de nos tumeurs et peut-être de leurs éléments musculaires, c'est se rattacher à la conception de Cohnheim : l'origine congénitale des tumeurs en général, de celle de l'utérus en particulier. « L'utérus est l'organe qui possède la propriété de se développer au delà de la période de croissance, ce qui signifie qu'il y a dans l'utérus des germes qui ne demandent pour proliférer qu'une irritation physiologique. S'il en est ainsi, il est vraisemblable que ces germes puissent proliférer en dehors de l'irritation physiologique, et qu'ils aboutissent alors à un développement atypique et irrégulier, et spécialement alors quand l'excitation physiologique, c'est-à-dire la fécondation, est rare ou fait défaut, et les germes n'ont pas subi un développement normal » (Cohnheim) (1).

(1) Cohnheim. Vorlesungen über Allgemeine Pathologie, 1877, p. 641.

HISTORIQUE

L'histoire des nodosités de la corne utérine est de date récente. Le premier travail sur cette question n'a paru qu'en 1887. Il est dû à *Chiari*. Cependant l'affection a été observée avant lui.

Rokitansky (1) parle des tumeurs fibreuses rares atteignant à peine le volume d'un pois ou d'un haricot et situées à la face interne de la trompe hydropique.

Förster (2) décrit dans les parois des trompes des petits *fibroïdes* qui subissent parfois la transformation calcaire. Ils sont du volume d'un pois et peuvent dans certains cas être au nombre de 4 à 5.

Meckel (3), *Baillie* (4), *Klebs* (5), *Simpson* (6), signalent dans la trompe des fibroïdes ou des myomes du volume d'un haricot. L'examen histologique de ces tumeurs n'a jamais été fait.

Kugelman (de Hanovre), au congrès de chirurgie de Copenhague, dit avoir rencontré à l'extrémité utérine de la trompe des nodosités du volume d'un haricot siégeant dans l'épaisseur des parois : il considère ces nodosités comme un exsudat paramétritique.

Hegar, dans son travail sur la tuberculose des organes génitaux chez la femme, décrit des nodosités sur le trajet de la

---

(1) *Rokitansky*. Lehrbuch der pathologisch. Anat. II Bd. 1861, s. 442.
(2) *Förster*. Handbuch der spec. pathol. Anat. 1863, p. 396
(3) *Meckel*, Handbuch der pathol. Anat. 1818, II, 2 p. 256.
(4) *Baillie*, cité par Meckel.
(5) *Klebs*. Handbuch der pathol. Anat. I. 2. 1876, p. 849.
(6) *Simpson*, cité par Winkel. Lehrbuch der Frauenkrankheiten, 1886, p. 580.

trompe. Dans deux cas ces nodosités occupaient exclusivement
la corne utérine. Ces nodosités, dues, comme il le croit, à
l'hypertrophie de la paroi, laisse sortir par la pression une
substance caséeuse. Hegar suppose que la matière caséeuse
venait des canaux lymphatiques qu'elle remplissait. Il a observé
des nodosités analogues dans les hydrosalpinx, dans le catarrhe
chronique de la trompe et les considèrent comme des fibromes.

Cornil, Martin, Orthmann et Werth ont observé des invaginations de la muqueuse (salpingite chronique de Cornil) (salpingite folliculaire de Martin) disséminées dans l'épaisseur des
parois de la trompe.

Mais c'est à Chiari (1) (1887) que revient l'honneur d'avoir
attiré l'attention sur cette affection et d'en avoir donné une
description soigneuse.

Il s'agissait dans toutes ces observations de femmes à la
période active de la vie sexuelle, atteintes de catarrhe chronique des organes génitaux avec adhérences périmétritiques.
Les trompes épaissies sont distendues par un liquide séreux ou
purulent et oblitérées à leur extrémité abdominale. Les nodosités
siègent à l'extrémité utérine de la trompe. Elles sont habituellement dures (molles dans un cas) et tranchent par leur coloration
plus pâle sur les tissus voisins. Formé par du tissu musculaire
hyperplasié et hypertrophié, elles contiennent des cavités kystiques de dimensions variables tapissées par un épithélium
cylindrique. Dans tous ces cas, un excepté, il s'agissait d'un
processus catarrhal éteint. Ces tumeurs sont d'origine inflammatoire. La muqueuse tuméfiée envoie des invaginations dans
l'épaisseur de la couche musculaire qui prolifère et s'hypertrophie sous l'influence de l'irritation. La localisation dans la corne
utérine est due à l'étroitesse du canal à cet endroit.

Un an plus tard, la question est reprise par Schaûta (2), qui
publie 18 cas, observés dans l'espace d'un an. L'auteur insiste
sur la bilatéralité et la symétrie des nodosités. Il montre que
leur structure n'est pas toujours la même et qu'on peut en dis-

(1) Chiari. Zur Pathologischen Anatomie des Eileiterscatarrhs. Zeit. f.
Heilkunde, 1887, Bd. 8, s. 457.

(2) Schaûta. Ueber die Diagnose der Frühstadien chronischer salpingitis.
Arch. f. Gynäk, 1888, Bd. 33, p. 27.

tinguer *deux variétés :* *l'une* dont la structure est celle des *adénomyomes*, *l'autre* caractérisée par une *infiltration embryonnaire* abondante et souvent dépourvue de kystes. Leur origine est inflammatoire, le plus souvent gonococcique. Il pense que cette forme de salpingite est caractérisée par des douleurs violentes et paroxystiques ; par le toucher il a pu reconnaître la tumeur dans le cul-de-sac latéral, près de l'utérus. Quand ces nodosités existent, il est important, pour prévenir le retour des crises douloureuses, d'enlever non seulement la partie libre de la trompe mais aussi la corne utérine atteinte.

Bland Sutton (1) décrit un myome de la trompe qu'il considère comme rare et sans intérêt.

Le tableau clinique de l'affection se trouve ainsi constitué ; il n'en est pas de même de sa description microscopique et surtout de sa pathogénie qui, en Allemagne, excite la curiosité de nombreux observateurs.

En 1896, *Recklinghausen* (2), dans son travail important sur les adénomyomes et cystadénomes de l'utérus et des trompes, lui consacre un chapitre considérable. Son étude porte sur 21 cas pris dans l'amphithéâtre. Il donne une description histologique très détaillée de ces nodosités qu'il considère comme des adénomyomes et cystoadénomes. Il en distingue deux variétés : 1° les adénomyomes *durs, blancs,* où le tissu musculaire prédomine quelquefois sur le tissu glandulaire et kystique : 2° les adénomyomes *téléangiectasiques* ou *angiomateux* mous, caractérisés par le développement anormal du tissu vasculaire ; l'élément glandulaire y est repoussé sur l'arrière-plan. Il insiste sur la coïncidence des malformations des trompes et des organes voisins et attribue à ces tumeurs une origine congénitale aux dépens des débris embryonnaires du corps de Wolff.

Dès lors toute une série des travaux scientifiques apparaissent, dont les uns défendent l'hypothèse de Recklinghausen, d'autres cherchent à la combattre en faveur de la théorie inflammatoire, soit encore en faveur de l'hypothèse émise par

---

(1) *Bland Sutton.* Surgical diseases of the ovaries and Fallopian tubes. London, 1891.

(2) *Recklinghausen.* Die adenomyome ùnd cystadenome der Uterus ùnd Tubenwandung. Berlin, 1896.

Kosmann (1) pour qui ces tumeurs naissent aux dépens des invaginations embryonnaires du canal de Muller.

Ainsi Pick admet dans tous les cas l'origine wolffienne, R. Meyer l'origine wolffienne ou mullerienne. Pour Lockstaedt, Ricker, Hauser, Diesterweg, les adénomyomes naissent aux dépens des inclusions embryonnaires du canal de Muller.

Bulius, Alterthum, Gottschalk, Opitz, Kleinhans, Schottländer, Ribbert et Franqué se font les défenseurs de l'origine inflammatoire aux dépens de la muqueuse tubaire.

En France, peu de travaux ont été consacrés à la question. Aucun des traités de gynécologie, excepté celui de S. Pozzi, qui mentionne à peine la *salpingite nodulaire*, n'en signale l'existence.

Dans la thèse inaugurale de M. *Brouardel* (2) nous trouvons trois observations (V, XXVI et XXVII) dans lesquelles il note « l'existence de petits nodules du volume d'une noisette, soit sur le trajet extrautérin des trompes, soit dans leur portion interstitielle » remplis par de la matière tuberculeuse.

M. *Brissaud* (3) a trouvé dans l'utérus d'une femme morte à l'âge de 46 ans, de la maladie d'Addison et qui n'a jamais été réglée « des petites masses tuberculeuses ramollies logées au sein du tissu musculaire vers les deux angles supérieurs de l'organe ». Mais il ajoute : « quant à l'utérus, il ne paraissait présenter au premier abord rien de remarquable ». Ce n'est que sur une coupe qu'il a découvert des amas tuberculeux. Nous ne croyons donc pas qu'il s'agisse là des nodules visibles extérieurement.

Mlle Blanche Edward's (*Progrès Médical*, 1889, p. 119) en donne, la première, une description sommaire basée sur un cas examiné par *Pilliet* (4). « Les fibromes égaux du volume d'une noisette symétriques étaient formés surtout de tissus fibreux

(1) *Kossmann*. Die Abstammung der Drüseneinchlüsse in den adenomyomen des Uterus ùnd der Tuben. Arch. f. Gyn. Bd. 54, 1897, p. 359.

Kossmann. In Martin's Handbuch der Krankheiten der Eierstöcke ù. Nebeneierstöcke. Leipzig, 1899, p. 944.

(2) *Brouardel*. Thèse de doctorat, 1865.

(3) *Brissaud*. Étude sur les tuberculoses locales. Archives générales de Médecine, 1880.

(4) *Pilliet*. Comptes R. de la Société Anat. 1894, p. 554.

accompagnés de quelques fibres lisses et contenaient dans leur épaisseur des culs-de-sac glandulaires dilatés, éloignés de la lumière du conduit dont la présence en ce point de l'isthme de la trompe n'a pas été, je crois, signalée. Ces fibromes doubles se rencontrent dans les salpingites interstitielles, la pachysalpingite de Martin ou salpingite hypertrophique de Pontesqueux. L'épaississement généralisé, souvent considérable, que l'on observe dans ces salpingites chroniques, peut s'accuser sur un point donné et former une tumeur limitée d'origine inflammatoire, comme l'est tout le processus même de la salpingite interstitielle ».

En 1891, *Baraban* (1) donne une description histologique très détaillée d'un cas de nodosités bilatérales des cornes utérines qu'il a observé. Il croit que ces tumeurs sont d'origine muqueuse et que le développement d'un myome tubaire a donné un coup de fouet à l'élément épithélial isolé par le fait de la néoformation musculaire.

Enfin *Reymond* dans sa thèse publie une observation de salpingite nodulaire (Obs. XXVII) caractérisée d'après lui par deux caractères principaux : 1º nodosités fournies aux dépens de la couche musculaire : 2º culs-de-sac de la muqueuse isolés dans cette masse musculaire. Il insiste sur ce fait que suivant que l'un ou l'autre des éléments prédomine, les auteurs désignent la salpingite sous le nom de *nodulaire* (Chiari) ou de *folliculaire* (Martin). Il est d'avis que ces deux variétés doivent être rapprochées et étudiées sous le nom de salpingite *nodulo-folliculaire* qui est, suivant le cas, *myokystique* ou *fibrokystique*.

(1) *Baraban.* Contribution à la pathogénie des cystomyomes utérins. Revue Médic. de l'Est, XXIII, Nº 20, p. 609. 1891.

ANATOMIE PATHOLOGIQUE

1° *Étude macroscopique.* — Les nodules fibroïdes qui nous intéressent occupent de préférence la portion interstitielle de la trompe et répondent ainsi aux cornes utérines. Ils sont habituellement disposés symétriquement des deux côtés de l'utérus. Sur vingt cas de Recklinghausen, sept fois seulement la tumeur était unilatérale (cas IVa, VI, XIII, XVI, XIX, XXVI, XXVII).

Dans quatre de nos observations, il s'agit de tumeurs bilatérales ; une fois seulement la tumeur était unilatérale.

Il en est de même de la plupart des cas observés par d'autres auteurs. Les nodosités unilatérales ne se rencontrent pas plus souvent d'un côté que de l'autre. De forme habituellement allongée, elles dépassent rarement le volume d'une noisette. S'effilant du côté de la trompe elles sont plus ou moins saillantes du côté de l'utérus. Quelquefois on en trouve deux, l'une à côté de l'autre, séparées par un étranglement plus ou moins profond (Obs. de Franqué). Extérieurement leur coloration ne diffère pas de celle de la trompe et de l'utérus. Il n'en est pas de même sur une coupe. Leur aspect varie alors suivant le cas. Tantôt elles se distinguent des tissus environnants congestionnés par leur coloration blanche et leur aspect fibreux, tantôt au contraire leur aspect est bigarré, laissant voir sur un fond d'un gris clair et de consistance molle des taches et des traînées rouges (Recklinghausen, obs. XX). D'autres fois, enfin, on distingue sur un fond blanchâtre, fibreux, dur, un ou deux points grisâtres, de consistance plus molle, d'où l'on fait sourdre par pression une substance grumeleuse. Ces aspects différents répondent aux trois variétés de nodules que nous allons décrire. Tandis que les deux premières variétés montrent à l'examen microscopique la structure de l'adénomyome, la troisième ne présente que des lésions. inflammatoires.

La coloration rouge et la consistance molle de la deuxième variété tient au développement anormal du tissu vasculaire. Dès à présent donc nous pouvons décrire trois variétés anatomo-pathologiques des nodosités : 1º *nodosités inflammatoires* ; 2º *adénomyome blanc et dur* ; 3º *adénomyome mou téléangiectasique*.

Quelle que soit la variété à laquelle nous aurons affaire on constate toujours quelques lésions concommittantes.

Ce qui frappe en premier lieu quand on examine les observations, c'est l'existence presque constante des adhérences péri-utérines, principalement au niveau de la corne. Dans un de nos cas (obs. I) elles étaient très étendues, atteignaient l'épaisseur d'un doigt et rendaient l'extirpation des annexes très laborieuse.

Du côté de la trompe on trouve des lésions de *salpingite interstitielle aiguë* (observations personnelles, obs. de Schauta) ou *chronique* (obs. de Franqué, l'obs. XXV et XXVII de Recklin_ghausen), avec ou sans hypertrophie de la paroi musculaire. Souvent la trompe est dilatée dans sa partie externe, son orifice abdominal oblitéré et sa cavité distendue par un liquide séreux, purulent ou sanguinolent. Quelquefois la salpingite interstitielle est localisée et aboutit à la formation des nodules disséminés sur le trajet de la trompe.

Il n'est pas rare de trouver dans la trompe des kystes, des culs-de-sac glandulaires disséminés, des appendices sessiles ou pédiculés auxquels Recklinghausen attribue une origine embryonnaire. Presque toujours on constate des petits kystes dans les ovaires, des kystes plus ou moins volumineux du ligament large dont l'origine congénitale n'est pas douteuse, un développement anormal des débris du corps de Wolff, du paroophoron ou de l'époophoron ; Recklinghausen a souvent trouvé dans le col des débris du canal de Gartner, enfin il faut encore signaler la coïncidence fréquente de ces nodosités avec des myomes, des adénomyomes utérins.

On peut donc dire que deux ordres des lésions coïncident habituellement avec les nodosités en question : 1º *des lésions inflammatoires* ; 2º *des lésions d'origine embryonnaire, congénitale.*

2º *Examen histologique.* — Les pièces qui servaient à notre examen ont été durcies dans l'alcool.

Des fragments d'un millimètre d'épaisseur ont été laissés successivement 24 heures dans l'alcool absolu, le xylol, mélange de xylol et paraffine et enfin paraffine pure.

Les coupes de 25ᵐ à 30ᵐ d'épaisseur n'ont pas été collées. (Pour l'examen bactériologique nous nous sommes servi de coupes de 15ᵐ d'épaisseur, collées avec de l'eau albumineuse).

Comme colorants, nous avons employé l'hématoxyline et le picrocarmin. La thionine et le bleu de méthylène (procédé de Nicolle) nous ont servi pour l'examen bactériologique.

Les pièces ont été montées dans le baume de Canada.

I. **Nodules inflammatoires.**

Sur une coupe on trouve des lésions caractéristiques de la salpingite interstitielle aiguë : la lumière de la trompe plus ou moins régulière est limitée par les franges de la muqueuse épaissie et infiltrée par des éléments embryonnaires plus ou moins abondants. Les franges restent indépendantes ou s'accolent par leur extémité libre, suivant le cas.

L'épithélium cylindrique à cils vibratiles qui les tapissent normalement est quelquefois conservé, plus souvent il est en partie détaché, aplati.

Les faisceaux musculaires sont séparés par des cellules embryonnaires tantôt disséminées sans aucun ordre, tantôt disposées en nappes ou en traînées qui paraissent suivre le trajet des vaisseaux lymphatiques. Par places, cette infiltration est tellement abondante, qu'elle étouffe le tissu musculaire. On est alors en présence d'un petit abcès interstitiel, à contours mal limités, soit isolé, soit relié avec d'autres ou avec la lumière de la trompe par des traînées embryonnaires. Ce n'est qu'à un fort grossissement (Nº 6 de Verick) qu'on arrive à distinguer quelques fibrilles fines parcourant l'abcès et lui servant de soutien.

Dans les cas que nous avons examinés l'endothélium des vaisseaux sanguins n'était presque pas atteint ; les gaines lym_ phatiques qui les accompagnent étaient bourrées de cellules lymphatïques.

Suivant la comparaison de Pilliet les lésions rappellent l'aspect de la peau dans le phlegmon ou éléphantiasis.

Nous n'avons trouvé dans nos coupes ni cellules géantes, ni microbes.

Cependant, il n'en est pas toujours ainsi ; Alterthum, sur 6 cas de *nodules tuberculeux*, les a trouvés 4 fois dans les cornes utérines, Hégar en décrit 2 cas.

L'examen de leurs observations nous montre que ces nodules sont très fréquents dans la tuberculose des trompes, qu'ils occupent aussi souvent la portion interstitielle que la portion extra-utérine des trompes et que, habituellement, les deux variétés coïncident. Leur structure ne diffère des nodules précédemment décrits que par la présence des tubercules, des cellules géantes disséminés dans l'épaisseur de la paroi musculaire et quelquefois dans la muqueuse. Cette dernière est le plus souvent indemne. Dans un des cas d'Alterthum la nodosité était formée par des cavités glandulaires analogues à celles que nous décrirons dans le chapitre suivant.

Ce qui frappe encore dans l'étude de ces observations, c'est la coïncidence fréquente de ces nodules tuberculeux avec des nodules grisâtres de consistance dure, de volume d'un pois sur les parois du bassin, à la surface de l'utérus et des ligaments larges.

La présence de ces noyaux disséminés aurait pour Hégar, Bulius, Alterthum une grande valeur diagnostique.

II. Nodules adénomyomateux

1º *Nodule blanc dur*. — Un des cas observé par nous en est l'exemple.

Cette variété est caractérisée par la présence des canaux glandulaires tapissés par un épithélium cylindrique à cils vibratiles. Ces canaux glandulaires entourent quelquefois en couronne la lumière de la trompe, plus souvent (il en est ainsi dans notre cas) ils forment des groupes disséminés. Ils prédominent habituellément dans les couches périphériques de la trompe, en dehors de sa couche musculaire circulaire, au milieu des faisceaux musculaires longitudinaux qui lui font suite, ou encore dans la couche sous-séreuse, où ils sont les plus abondants. On les trouve jusque dans le mésosalpinx. Dans certains cas ces éléments glandulaires pénètrent dans les couches internes et forment ainsi un noyau central (Recklinghausen). Ces canaux sont habituellement indépendants de la lumière de la trompe ; ainsi Recklinghausen n'a trouvé de communication entre les deux cavités que dans un seul cas (obs XXV). D'autres anotomo-pathologistes (Franqué, Chrysospathès) ont été plus heureux. Franqué est d'avis que ces communications se montreraient plus fréquentes, si l'on avait soin de faire des coupes en série. Il n'y en avait pas chez notre malade (obs. V). Marien et Legueu en ont observé dans des tumeurs utérines analogues à celles que nous décrivons dans la trompe.

A côté des canaux glandulaires on trouve souvent des kystes de forme et de dimensions variables, quelques-uns sont visibles à l'œil nu. Rarement arrondis, ils présentent souvent des ramifications, ce qui permet de croire qu'ils proviennent des canaux glandulaires ayant subi une distension locale. L'analogie de leur structure est pour confirmer cette hypothèse. Dans certains cas les kystes prédominent et alors on a affaire non aux adénomes, mais aux *cystoadénomes* (Recklinghausen, obs. XI).

Les kystes sont tantôt vides, tantôt présentent un contenu sanguin (obs. Franqué) ou amorphe.

Tout autour de l'élément épithélial se dispose le tissu musculaire. Peu modifié dans certains cas, il subit dans d'autres une hypertrophie et une hyperplasie prononcée. Souvent il est très difficile de distinguer ces éléments jeunes du tissu conjonctif voisin. La disposition du tissu musculaire est variable. Quand l'élément glandulaire forme des îlots, le tissu musculaire accompagne les canaux glandulaires auxquels il forme une paroi limitante. La limite externe de cette paroi n'est pas nette: elle se confond avec les faisceaux entourant les amas voisins ou avec les faisceaux musculaires anciens Quand l'élément glandulaire est diffus, il n'y a le plus souvent aucune relation entre les faisceaux musculaires et les amas glandulaires.

Les canaux glandulaires et les kystes sont tapissés par une seule couche d'épithélium dont la hauteur et les contours sont variables. Cependant on arrive presque toujours à reconnaître les caractères de l'épithélium cylindrique, à cils vibratiles.

Dans le cas XIII de Recklinghausen nous trouvons des cils vibratiles sur des cellules plates que revêtent la paroi d'un kyste. L'épithélium des canaux glandulaires et celui des kystes repose directement sur le tissu fibrillaire, musculaire ou conjonctif.

Dans quelques cas on trouve une mince couche de cellules rondes, un tissu cytogène rudimentaire formant comme une *membrane basale*.

Entre les faisceaux musculaires, suivant probablement les interstices vasculaires, et surtout dans la couche sous-séreuse, on trouve souvent une infiltration embryonnaire plus ou moins abondante, résidu d'un état inflammatoire en voie de régression (obs. de Franqué, obs. personnelle V).

Dans aucun cas nous n'avons observé des lésions inflammatoires aiguës du côté de la muqueuse. Nous ne pouvons donc admettre l'opinion émise par Fritsch que la salpingite nodulaire aboutit finalement à une salpingite interstitielle ou purulente ; et s'il faut admettre une relation directe entre le processus inflammatoire et la formation des adénomyomes, nous serons tenté d'accepter l'hypothèse de Franqué, que c'est l'infiltration embryonnaire qui a préparé le terrain propice pour l'évolution de l'adénomyome.

Nous ne pouvons pas terminer la description des adénomyomes durs sans rappeler une disposition particulière des canaux glandulaires qu'on rencontre exceptionnellement dans les adénomyomes de la corne utérine mais qui, d'après Recklinghausen, est fréquente dans les adénomyomes de l'utérus. Il s'agit d'une *disposition organoïde* qui, d'après Recklinghausen, rappelle celle qu'on rencontre dans les débris du corps de Wolff. Son observation XIII et un cas de Meyer en fournissent l'exemple. Dans ces cas on distingue un canal principal auquel on voit aboutir des canaux collecteurs à épithélium haut. Ces derniers se continuent avec des canalicules plus larges, tapissés par un épithélium bas et que Recklinghausen désigne sous le nom de canaux sécréteurs. Ceux-là se terminent par des extrémités en culs-de-sac revêtus par un épithélium plat. Sur le trajet des canaux on trouve quelquefois des dilatations arrondies, lenticulaires ou fissuraires : « des ampoules ». Les canaux glandulaires et les kystes présentent une seule couche d'épithélium cylindrique ou cubique reposant sur un tissu conjonctif *cytogène* (tissu lymphadénoïde de His), riche en cellules rondes ou petites cellules fusiformes. (Dans les petits kystes l'épithélium repose directement sur la couche musculaire). Le tissu cytogène est moins abondant que dans les tumeurs analogues de l'utérus. Dans les ampoules l'épithélium est *plat* sur la paroi convexe, *cylindrique* sur le plancher. Sur ce plancher on voit parfois s'élever des petits corpuscules sessiles ou pédiculés formés par un tissu cytogène excessivement riche en cellules rondes et tapissé par un épithélium cylindrique. On n'y trouve pas d'anses vasculaires. Ce sont des *pseudo-glomérules* que Recklinghausen considère comme analogues aux glomérules de Malpighi du rein. Enfin on trouve encore dans les ampoules et les culs-de-sac terminaux des corpuscules pigmentaires, des corpuscules hyalins et des grandes cellules incolores.

2° *Adénomyomes téléangiectasiques mous.* — La variété téléangiectasique a été décrite par Recklinghausen ; il en cite quatre cas ; ce sont les observations XVIII, XIX, XX et XXVI.

Tandis que la première variété se rencontrait aussi bien dans la trompe que dans l'utérus, cette dernière n'a été trouvée que dans les nodosités des cornes utérines et dans les couches les plus internes de l'utérus. Ce qui caractérise cette variété des adénomyomes, c'est à quoi ils doivent leur mollesse et leur coloration, c'est leur richesse vasculaire et l'abondance du tissu cytogène.

Dans le cas XVIII toute la paroi de l'utérus a subi la transformation téléangiectasique, dans un autre cas (obs. XX), le tissu cellulaire vascularisé a traversé la couche musculaire circulaire de la trompe et a pénétré dans la muqueuse qu'il a envahie partiellement. » « Malgré *l'absence des varicosités* caractéristiques *des veines et de l'épaississement* de la paroi caractéristique des *téléangiectasies congénitales,* on est tenté de donner l'épithète *d'angiomateux* aux nombreux capillaires » qui constituent ce réseau vasculaire.

L'élément glandulaire est repoussé sur l'arrière-plan dans ces tumeurs vasculaires. L'épithélium est rarement haut cylindrique; c'est plus souvent un épithélium cubique se colorant faiblement, souvent détaché et dépourvu de noyaux. On trouve toujours quelques canaux étroits avec un épithélium haut qu'on peut considérer comme des canaux collecteurs, mais pas de culs-de-sac terminaux, pas d'ampoules.

Les canaux courts se présentent sur la coupe comme des vésicules ovales ou arrondies, mais on peut souvent reconnaître au milieu de l'amas glandulaire le canal principal qui est leur aboutissant. Ce canal est parfois assez large pour faire penser, comme dans le cas XVIII, qu'il s'agit d'un prolongement de la cavité utérine.

Recklinghausen insiste sur le fait que dans le même cas (Obs. XVIII) le tissu musculaire était constitué par des petites cellules fusiformes et englobé par un tissu conjonctif cytogène, que les deux tissus s'entrecroisent, que leur différenciation est très difficile et que dans ces cas on est tenté d'admettre non seulement le rajeunissement du tissu musculaire, avoisinant l'îlot glandulaire, mais sa transformation en tissu *lymphadénoïde*. Tandis que l'élément glandulaire rétrocède, la transformation lymphadénoïde et le développement du réseau vasculaire impriment à ces tumeurs un cachet particulier.

Les tumeurs qui nous occupent restent-elles toujours à l'état de néoformations bénignes? Nous ne le croyons pas. Dans la littérature correspondante, nous ne trouvons aucune des nodosités présentant les lésions d'adénocarcinome. Cependant, Franqué mentionne un cas où les prolongements de la muqueuse tubaire pénétraient dans l'intérieur des vaisseaux lymphatiques dont l'épithélium a subi la dégénérescence cancéreuse. Il dit avoir eu affaire à un adénocarcinome. Cullen, dans son travail sur le cancer de l'utérus, décrit un cas de carcinome de la corne utérine, mais il s'agissait dans ce cas d'une malformation utérine, l'autre moitié de l'organe étant atrophiée. Dans un autre cas (p. 310), il a observé un adénocarcinome de la corne utérine, secondaire à un adénocarcinome du col.

Si on compare les adénomyomes des cornes utérines avec ceux de l'utérus on voit qu'ils présentent certains caractères distinctifs. Ce sont : la prédominace de l'élément glandulaire sur l'élément fibrillaire, sa tendance à la transformation kystique, sa diffusion et la rareté de la disposition organoïde, enfin le développement moins abondant du tissu basal cytogène. Quant au tissu musculaire, il suit assez souvent le trajet des canaux glandulaires en leur formant une cloison de séparation, disposition qui est exceptionnelle dans les adénomyomes de l'utérus.

Les adénomyomes téléangiectasiques ne s'observent presque jamais dans l'utérus.

Les lésions que nous venons de décrire ne sont pas spéciales aux nodosités des cornes ultérines. Les nodosités elles-mêmes ont été rencontrées sur tout le trajet de la trompe, particulièrement au niveau de l'isthme. Quant aux lésions histologiques, elles reproduisent les unes les caractères de la *salpingite interstitielle* (nodules inflammatoires), les autres ont été décrites dans la trompe par Martin et Orthmann sous le nom de *salpingite folliculaire*. Ce qui leur est particulier, c'est la localisation des lésions qui, ordinairement, se rencontrent à l'état diffus.

PATHOGÉNIE ET ÉTIOLOGIE

L'étude précédente nous a montré qu'il existe dans la corne utérine deux variétés des nodules :

1) les nodules inflammatoires ;
2) les nodules adénomyomateux.

Tandis que la pathogénie des premiers ne laisse aucun doute, celles des seconds est l'objet de nombreuses discussions.

I. — Nodules inflammatoires

L'infiltration embryonnaire qui les caractérise, la disposition des traincées embryonnaires le long des vaisseaux et suivant les interstices musculaires nous montre qu'il s'agit là d'un processus inflammatoire qui, partant de la muqueuse et cheminant le long des lymphatiques, a envahi toute la paroi de la trompe dont par places il a détruit les éléments musculaires.

L'hypertrophie musculaire que Schauta a trouvée en même temps pourrait s'expliquer par les contractions musculaires provoquées par l'irritation.

Cette inflammation est le plus souvent d'origine tuberculeuse ou blennorrhagique.

L'infection peut se faire par voie *ascendante* ou *descendante*.

C'est la dernière qui serait plus fréquente dans les cas d'infection par bacille de Koch.

Alterthum n'a pas trouvé de bacilles dans ses préparations. Dans certains cas le gonocoque a été trouvé.

II. Nodules adénomyomateux

Trois hypothèses ont été émises pour expliquer leur formation. Deux leur attribuent une origine *embryonnaire, congénitale*,
la troisième admet un développement plus tardif d'origine
inflammatoire.

*Adénomyomes acquis. A. Origine inflammatoire des adéno-
myomes.* Admise par Chiari, Schauta, Schottländer, Ribbert
Pilliet, elle a été dernièrement défendue par Franqué.

Voilà comment Franqué explique la formation des adénomyomes.

Sous l'influence de l'irritation d'origine inflammatoire, la
muqueuse prolifère; ses prolongements s'insinuent le long des
interstices musculaires, suivant le trajet des vaisseaux lymphatiques. Ces interstices leur livrent un passage d'autant plus
facile qu'ils sont élargis par l'infiltration inflammatoire.

Les prolongements de la muqueuse traversent ainsi obliquement les deux couches musculaires internes; arrivés dans la
couche des faisceaux longitudinaux externes, traversés par des
interstices souvent circulaires, les éléments épithéliaux en épou-
sent les contours et se disposent concentriquement en groupes
plus ou moins éloignés de la lumière de la trompe.

C'est dans la couche sous-séreuse que leurs ramifications sont
les plus abondantes, les tissus y étant moins denses. Ainsi se
trouve expliquée la situation habituellement périphérique des
îlots adénomateux. Le tissu musculaire irrité se met à proliférer
et finit par interrompre toute communication entre les culs-de-
sac glandulaires et la lumière de la trompe.

Ce processus admis par les auteurs n'est pas nouveau; le
même mode de développement est invoqué par Martin,
Orthmann, pour expliquer les néoformations glandulaires de la
salpingite folliculaire, dont l'aspect microscopique ne diffère
d'ailleurs de celui que nous présente la salpingite nodulaire.

La preuve de l'origine non congénitale de ces tumeurs est
fournie par l'observation de Franqué concernant une femme
laparotomisée deux fois dans l'espace de 12 mois. Or, tandis

qu'à l'époque de la première opération ses annexes ne présentaient rien d'anormal et ont été laissées en place après la rupture de quelques adhérences, 19 mois après on trouve aux deux cornes utérines des nodosités qui, à l'examen microscopique, ont présenté tous les caractères des adénomyomes. Un autre cas analogue est fourni par Kossmann(1) qui, obligé d'opérer, à cause des douleurs intenses, une malade ayant subi quatre ans avant une laparotomie avec ablation des annexes gauches, lui trouve dans la corne utérine gauche une tumeur du volume d'une petite pomme, qu'il enlève. Au dire du chirurgien qui a fait la première laparotomie, la tumeur n'aurait pas existé à cette époque.

Une autre preuve non moins importante est fournie par l'existence de communications entre les cavités glandulaires et la lumière de la trompe, constatées plusieurs fois par Franqué et par d'autres (Recklinghausen les a rencontrées dans quelques cas).

Enfin la coexistence des lésions inflammatoires, soit éteintes, soit en évolution, n'est pas sans valeur pour l'hypothèse.

De quelle nature est cette inflammation ? Chiari, dont les 7 observations portent sur des prostituées, atteintes de blennorrhagie, admet dans tous les cas l'infection gonococcique ; c'est à la même origine que font penser les observations de Schaùta.

Cependant Bulius croit que ces tumeurs sont toujours de nature tuberculeuse; il attire l'attention sur le fait que sur 7 malades de Chiari, trois sont mortes de tuberculose viscérale. Alterthum a trouvé deux fois des formations glandulaires dans la tuberculose tubaire. Hegar a déjà signalé la fréquence de ces nodosités au cours de la tuberculose génitale.

Loin de nier l'origine inflammatoire des nodosités des cornes utérines, nous ferons remarquer qu'elle ne peut cependant s'appliquer à tous les cas, qu'il est difficile de l'invoquer là où tout phénomène inflammatoire fait défaut, comme c'est le cas de l'observation de Chrysospathés et d'autres.

Pour expliquer ces cas, une autre hypothèse surgit: celle d'origine congénitale de ces tumeurs aux dépens des débris embryonnaires aberrants.

(1) Kossmann. Zeitschr. für Geburt ù Gynâk. XXXVII v. 1897, p. 163.

B. Origine congénitale des adénomyomes des cornes utérines

Deux courants se laissent remarquer parmi les défenseurs de l'origine embryonnaire des adénomyomes des cornes utérines. L'un se trouve représenté par *Recklinghausen*, *Pick*, pour qui ces tumeurs naîtraient toujours aux dépens des *canalicules aberrants du rein primitif ou du corps de Wolff*. L'autre par *Kossman*, qui n'admet pas cette origine et attribue la formation de ces adénomyomes aux *inclusions congénitales de l'épithélium du canal de Muller*. Entre ces auteurs se placent d'autres qui, sans se rattacher exclusivement à l'une de ces opinions les admettent tour à tour suivant le cas. L'examen des travaux qui ont dernièrement paru montre cependant que des deux théories c'est la théorie de Kossmann qui paraît l'emporter.

Quelle que soit l'opinion admise, les auteurs ne nient pas l'influence de l'inflammation, mais au lieu de la considérer comme cause déterminante, ils lui attribuent le rôle de cause occasionnelle qui, par l'irritation à laquelle elle donne naissance, réveille le germe jusqu'ici inerte.

Ainsi s'explique la fréquence de la lésion à l'époque active de la vie sexuelle, l'influence de la grossesse et des affections inflammatoires de l'appareil génital, sur lesquelles attirent l'attention tous les auteurs et qui se trouvent confirmées par nos observations. Nous tenons à faire remarquer que les pièces examinées par Recklinghausen appartenaient le plus souvent aux femmes âgées, fait dont on ne sera pas étonné, si l'on prend en considération que ces pièces provenaient des autopsies et que ces tumeurs pouvaient exister depuis longtemps. Les faits de Recklinghausen infirment l'idée soutenue par Chiari, que les nodosités des cornes utérines disparaissent avec l'âge.

Avant d'aborder l'histogénèse de ces tumeurs, nous croyons utile de rappeler quelle est l'origine, le développement et les rapports réciproques du corps et du canal de Wolff d'une part, du canal de Muller de l'autre. C'est à Hertwig (1) et Nagel (2) que nous empruntons tous les éléments de cette description.

(1) Hertwig, Traité d'embryologie de l'homme et des vertébrés. Trad. française, 1900.

(2) Nagel. Entwickelung und Entwickelungs-fehler der weiblichen Genitalien in Veit's Handbuch der Gynäkologie, 1897, f. I. Band. s. 521.

Développement du corps de Wolff et du canal de Muller

Le corps de Wolff ou rein primitif prend naissance à l'endroit où les segments primordiaux se séparent des plaques latérales.

Au point où se produit cette séparation il se forme dans chaque segment un mince pédicule qui longtemps encore maintient la communication entre les deux organes. Les bourgeons cellulaires isolés sont tellement serrés les uns contre les autres qu'ils semblent former une masse cellulaire unique interposée entre les segments primordiaux et la plaque latérale. Cette masse, c'est la *plaque intermédiaire* (Hertwig). Peu de temps après on voit le bourgeon cellulaire se transformer en canalicule auquel on donne le nom de *tube segmentaire*. Ces tubes segmentaires se mettent en communication par l'une de leurs extrémités longtemps fermée en cul-de-sac avec le canal d'un organe qui s'atrophie chez les mammifères, *le rein céphalique*. Le corps de Wolff s'accroît d'avant en arrière et forme ainsi un organe de forme élégante qu'on pourrait désigner sous le nom *de glande pectiniforme* (Hertwig). Le canal de cette glande ou canal de Wolff court le long du bord externe de l'organe, descend jusqu'au sinus urogénital dans lequel il s'ouvre. Nous n'allons pas insister sur la façon dont se développent les tubes segmentaires, comment ils donnent naissance à la capsule de Bowmann entourant les corpuscules de Malpighi, nous voulons simplement faire remarquer que dès la période embryonnaire, la paroi externe de la capsule conserve un épithélium cubique, la paroi interne un épithélium plat. Ce qui nous intéresse davantage, c'est le fait que le corps de Wolff est par sa face postérieure en relation intime avec la paroi postérieure de l'abdomen, dont le tissu mésodermique se continue directement dans celui du corps de Wolff. L'épithélium qui recouvre le corps de Wolff est formé par une couche des cellules cylindriques et, comme l'épithélium du péritoine avec lequel il se continue, provient de celui qui tapisse le cœlome.

Sur le côté interne et externe de l'organe cet épithélium présente un épaississement.

La bande interne donne naissance aux *cellules germinatives* (testicule, ovaire); aux dépens de la bande externe se développe le *canal de Muller.* Cette partie de l'épithélium s'évagine sous forme d'un entonnoir et s'applique contre le canal de Wolff, sans cependant se confondre avec lui. Au cours du développement ultérieur le canal de Muller descend sur le côté externe du canal de Wolff, le long de sa paroi ventrale jusqu'au sinus urogénital. Pendant tout ce trajet le canal de Muller ne se met plus en rapport avec l'épithélium du corps de Wolff ; il en est séparé par une couche de tissu mésodermique qui formera plus tard le tissu conjonctif de la muqueuse de la trompe et sa couche musculaire interne. Les deux canaux occupent l'angle ventral du rein primitif et sur une coupe transversale de cet organe forme un repli saillant : *le repli tubaire* (Mihalkovics).

Au moment où le rein primitif et les organes qui en dérivent des organes abdominaux deviennent organes pelviens, le repli tubaire, par un mouvement de spirale, passe du côté externe de l'organe de Wolff à son côté antérieur puis interne ; en même temps changent les rapports réciproques des deux canaux : le canal de Muller qui, dans la région supérieure (antérieure) du corps de Wolff occupait le côté ventral du canal de Wolff et était situé en dehors de lui, passe sur son côté interne.

Bientôt les deux canaux de Muller se mettent en contact sur la ligne médiane, se soudent entre eux et donnent naissance à l'utérus, tandis que les extrémités supérieures indépendantes se transforment en trompes. La limite entre les deux parties est indiquée par l'insertion du ligament rond, reste du ligament inguinal du corps de Wolff.

Pendant que les canaux de Muller subissent cette évolution, les corps et les canaux de Wolff s'atrophient. Du canal de Wolff, on voit quelquefois persister l'extrémité toute inférieure, qui, sous le nom de canal de Gartner, se retrouve dans la paroi du col utérin sous l'aspect d'un tractus conjonctivo-glandulaire. Les canalicules du corps de Wolff s'atrophient à leur tour (à partir du 4e mois de la vie intrautérine). Leurs débris se retrouvent cependant chez l'adulte, où ils forment deux organes rudimentaires, *l'époophoron* ou parovaire de *Waldeyer*, situé dans le méso-salpinx, entre l'ovaire et le canal de Muller, reste de la portion génitale du corps de Wolff, et le *paroophoron*, situé dans le ligament large, en dedans de l'ovaire, reste de la portion urinaire dont il rappelle la structure.

Quant aux éléments mésodermiques du corps de Wolff, loin de s'atrophier, ils prennent une part active dans la formation de l'appareil génital.

C'est donc dans le ligament large et dans ses replis : mésosalpinx et mésovaire d'une part, dans les couches externes de l'utérus et des trompes, d'autre part, qu'on doit trouver les débris du corps de Wolff, fait que l'examen histologique de ces régions confirme non seulement chez le fœtus, mais aussi chez l'adulte (Tourneux, Meyer).

1° *Origine Wolffienne des adénomyomes de la corne utérine.*

Nombreuses sont les preuves qu'accumulent les défenseurs de cette hypothèse.

a) Tout d'abord c'est le *siège* de la néoformation.

Recklinghausen attire l'attention sur ce fait que sur 30 cas d'adénomyome qu'il a observés, 19 fois (21 même) ils occupaient la corne utérine. La prédilection pour cette région s'explique facilement par l'embryologie. La corne utérine comme lieu de confluence des trois ligaments rond, large et ovarien, comme endroit où se fait le changement dans la direction de l'appareil génital dont les parties latérales deviennent horizontales, de verticales qu'elles étaient, comme segment le plus rapproché du corps de Wolff, doit contenir plus souvent que les autres des débris de celui-ci.

La *prédominance* des culs-de-sac dans les couches périphériques de la trompe et de l'utérus, *la bilatéralité* des lésions (sur 19 cas 13 fois les tumeurs étaient bilatérales) sont encore en faveur de son hypothèse.

b) *La coexistence* dans presque tous ces cas d'autres *malformations congénitales* (débris du canal de Gartner, kystes du ligament large, kystes de l'ovaire et des trompes, utérus bicorne).

c) *L'absence complète de glandes* dans la muqueuse des trompes et leur absence à la période embryonnaire dans la muqueuse utérine ne permet pas d'admettre l'origine Mullerienne des éléments glandulaires des adénomyomes.

Il est vrai que Hennig admet l'existence des glandes tubaires mais son opinion a été combattue par Henle et Martin.

d) C'est *la structure histologique* des adénomyomes qui pour Recklinghausen a le plus de valeur.

1) « L'élément caractéristique des parties glandulaires de nos tumeurs A et B est *le canal glandulaire* pourvu d'une couche d'épithélium cylindrique (vibratile), que celui-ci se présente dans tout son trajet comme un cylindre régulier avec la même section transversale ou qu'il change de dimensions, qu'il présente des dilatations partielles ou des varicosités, qu'il soit long ou court, qu'il soit droit ou sinueux et tordu. *Sous tous ces aspects ces canaux rappellent les canalicules urinaires des reins, ainsi que les canaux glandulaires des reins primitifs.*»

C'est surtout l'aspect pectiniforme organoïde de certains îlots qui frappe l'auteur.

Il est vrai que cette disposition se rencontre moins souvent dans les tumeurs des cornes que dans celles de l'utérus, Recklinghausen la trouve cependant dans son cas XIII, et Meyer dans un autre cas publié en 1897 (Zeitschr. f. G. ù G. XXXVII vol.).

2) Une analogie non moins importante est établie par l'existence du *tissu cytogène*, *tissu lymphadénoïde* de His, abondant dans les îlots, sur la face convexe des ampoules, pareil à celui qu'on trouve dans l'organe de Giraldès et dans les canaux parovariens. « Les parois des canaux du corps de Giraldès, dit Czerny (1), montrent une structure différente suivant l'âge. Un grand nombre de canaux montrent chez l'animal nouveau-né la structure des canaux du corps de Wolff. Leur paroi est constituée par une fine membrane et un épithélium encore plus caractéristique. Avec le temps cette membrane est renforcée par des couches concentriques de tissu conjonctif; ce processus analogue à celui qui se produit autour des corps étrangers n'est pas uniforme » (Czerny). Les mêmes détails s'observent dans les tumeurs que nous venons de décrire. Il est vrai que le tissu cytogène fait complètement défaut dans les parovaires, dont l'origine Wolffienne n'est pas douteuse, mais on peut admettre qu'il se soit développé secondairement sous l'influence de la prolifération de l'élément glandulaire (Recklinghausen)

3) Les *pseudoglomérules* que l'auteur a rencontrés dans les

ampoules des canaux glandulaires du côté du plancher, seraient analogues aux glomérules de Malpighi. Il les considère comme des organes de sécrétion d'une part, de diapédèse des globules rouges d'autre part.

4) *Les corpuscules pigmentaires* qu'on trouve dans les ampoules et dans le tissu conjonctif voisin, analogues à ceux que Czerny a décrits dans le corps de Giraldès, établissent une analogie de plus entre les adénomyomes de la corne utérine et les néoformations d'origine Wolffienne.

5) La constatation chez les fœtus et les nouveau-nés des *culs-de-sac glandulaires aberrants* ne communiquant pas avec la lumière centrale dans les parois des trompes et de l'utérus sains est encore en faveur de l'origine congénitale de ces tumeurs.

6) Enfin l'absence *des communications entre les culs-de-sac glandulaires et les cavités kystiques des adénomyomes et la lumière de la trompe* confirme l'opinion de l'auteur.

Aux dépens duquel des débris du corps de Wolff se développent les tumeurs des cornes utérines ?

Tandis que les tumeurs plus volumineuses de l'utérus se développent aux dépens du paroophoron, les tumeurs des cornes utérines et des trompes reconnaissent souvent une autre origine ; c'est le parovaire (époophoron de Waldeyer) qui leur donne naissance (Recklinghausen, p. 128 et 129, 233 et les suivantes).

2º Origine Mullerienne des adénomyomes des cornes utérines.

Kossman (1) et Lockstaedt se font les défenseurs d'une autre hypothèse : pour eux, les adénomyomes de la corne utérine naissent soit aux dépens de la muqueuse tubaire, soit encore aux dépens des inclusions embryonnaires du canal de Muller.

C'est donc à eux que nous emprunterons les arguments pour justifier cette nouvelle opinion.

Kossman, dans sa critique du travail de Recklinghausen, cherche à démontrer que :

1º L'épithélium des adénomyomes provient du canal de Muller (trompe ou utérus).

(1) Kossman. Archiv. f. Gynäkol. 1897, LIV vol., p. 359.

2° A quel degré l'origine aux dépens du corps de Wolff. est admissible.

I. a) Les plus grandes analogies existent entre la structure de la muqueuse utérine (canal de Muller) et les néoformations glandulaires dont nous nous occupons : épithélium cylindrique à cils vibratiles, tissu conjonctif cytogène qui les englobe.

b) Toutes les dispositions que Recklinghausen décrit comme caractéristiques des tumeurs d'origine Wolffienne peuvent se rencontrer dans les tumeurs provenant du canal de Muller.

La conformation des canaux glandulaires, leur situation excentrique, le défaut des communications avec la lumière centrale, tous ces détails s'observent dans les tumeurs se développant soit aux dépens des inclusions embryonnaires du canal de Muller, soit des trompes accessoires.

II. *A quel degré l'origine Wolffienne de ces tumeurs peut être démontrée ?*

a) Un des arguments les plus importants que Kossman et Lockstaedt donnent pour combattre l'origine des adénomyomes de la corne utérine aux dépens du corps de Wolff est que *celui-ci est situé chez l'embryon à l'extrémité abdominale du canal de Muller* (trompe), *dont il est toujours séparé par le canal de Wolff.* Ses débris se retrouvent normalement dans le ligament large et jusqu'ici n'ont jamais été trouvés dans l'utérus. (Les faits contraires signalés par Ricker et Recklinghausen sont loin d'être démonstratifs).

Nous devons cependant remarquer que Waldeyer (1) a trouvé des débris du paroophoron dans le voisinage de l'angle utérin, on peut donc admettre que dans certains cas les tumeurs de la corne reconnaissent cette origine.

b) *Le tissu cytogène* qui englobe les néoformations glandulaires fait défaut dans les débris du corps de Wolff (Mihalkovics). Recklinghausen, pour expliquer sa présence dans les adénomyomes, est obligé d'admettre qu'il se développe secondairement sous l'influence de la prolifération de l'élément glandulaire (?).

c) *Les pseudo-glomérules* que Recklinghausen considère comme analogues aux corpuscules de Malpighi en diffèrent

(1) Waldeyer. Eierstock ûnd Ei 1870.

essentiellement. Constitués par un tissu cytogène, qui seul établit une ressemblance entre les deux organes, ils sont dépourvus de vaisseaux capillaires. L'épithélium qui les recouvre est cylindrique, contrairement à l'épithélium du corpuscule de Malpighi qui est plat. Enfin, l'ampoule, du plancher de laquelle ils s'élèvent, est revêtue par un épithélium plat, tandis que c'est l'épithélium cubique qui tapisse la paroi externe de la capsule de Bowman dès son apparition chez l'embryon.

d) *Les corpuscules pigmentaires* à l'existence desquels Recklingausen paraît attacher une certaine importance sont probablement dus, comme il le fait d'ailleurs remarquer, aux extravasations sanguines se produisant pendant les poussées congestives si fréquentes dans l'appareil génital.

e) *L'absence des communications* entre les canaux glandulaires et la lumière de la trompe n'a pas de valeur.

Elles ont pu disparaître ultérieurement grâce au développement secondaire du tissu musculaire ; elles peuvent faire défaut si les tumeurs se développent aux dépens des trompes accessoires.

D'ailleurs Recklinghausen lui-même en a trouvé dans un de ses cas (Obs. XXV) où pour expliquer leur présence il admet une communication anormale entre le corps de Wolff et le canal de Muller.

Lockstaedt a trouvé des communications dans le cas d'un adénomyome de la corne utérine (Obs. VII).

Franqué est d'avis qu'on observerait ces communications beaucoup plus souvent si l'on se donnait la peine de faire des coupes en série.

L'existence de ces communications nous montre comment *la muqueuse de la trompe dépourvue de glandes peut donner naissance aux éléments adénomateux.*

Deux éléments concourent pour former ces nodosités des cornes utérines : l'élément glandulaire et l'élément fibro-musculaire. Quel est celui qui se développe le premier ?

Recklinghausen, Kossman, Lockstaedt, Ribbert croient que le tissu musculaire se développe secondairement sous l'influence de la prolifération glandulaire.

Schottländer est d'avis que le myome précède le développement de l'adénome. Les myomes de l'utérus donnent lieu par irritation à l'endométrite hyperplastique : les glandes pénètrent dans le myome et donnent lieu à un adénomyome. On peut aussi supposer (Lockstaedt) qu'un myome se trouvant dans le voisinage d'un germe glandulaire inclus provoque par irritation son hyperplasie.

Mais de toutes ces hypothèses, celle de Ricker est, peut-être, la plus séduisante : il y a inclusion simultanée des deux éléments, épithélial et musculaire. Tous les myomes ne se sont-ils pas par hasard développés autour des débris épithéliaux ? C'est l'opinion d'Orlof : l'élément épithélial disparaît au cours du développement du myome, étouffé par l'hyperplasie du tissu musculaire. S'il en est ainsi on devrait en examinant plus souvent des myomes jeunes trouver au centre des formations glandulaires.

Nous ne voulons pas terminer l'étude pathogénique des adénomyomes de la corne utérine sans nous demander s'ils reconnaissent la même origine que les tumeurs de l'utérus.

En examinant les travaux parus, nous voyons que les auteurs confondent habituellement ces deux études. L'origine embryologique identique, la relation intime qui existe chez l'adulte entre les affections de l'utérus et des trompes, la structure analogue à peu de différence près, nous rendent compte d'homologie des lésions et de leur origine.

Les mêmes hypothèses ont donc été émises, même discussion et mêmes arguments : cependant quelques différences existent. Ainsi Recklinghausen, tout en défendant leur origine aux dépens du corps de Wolff, croit que les adénomyomes de l'utérus se développent toujours aux dépens de paroophoron, quelquefois aux dépens de la muqueuse utérine, tandis que les tumeurs des cornes utérines se développeraient peut-être aux dépens du parovaire (corps de Rosenmüller, époophoron).

D'autre part, il y a dans l'utérus des tumeurs qui reconnaissent certainement une autre origine.

Ce sont les adénomes du col, qui se développent probablement aux dépens des restes embryonnaires du canal de Wolff ou de Gartner.

Nous arrivons ainsi à la fin du chapitre de la pathogénie sans pouvoir adopter exclusivement aucune des hypothèses émises. Nous croyons que chacune peut s'appliquer à un cas particulier. Il n'est pas douteux que les nodosités puissent se développer sous l'influence d'un processus inflammatoire. Ce dernier peut-il à lui seul donner naissance à un adénomyome, faut-il toujours la concurrence des éléments épithéliaux inclus à la période embryonnaire, question impossible à résoudre, les deux hypothèses pouvant être également défendues.

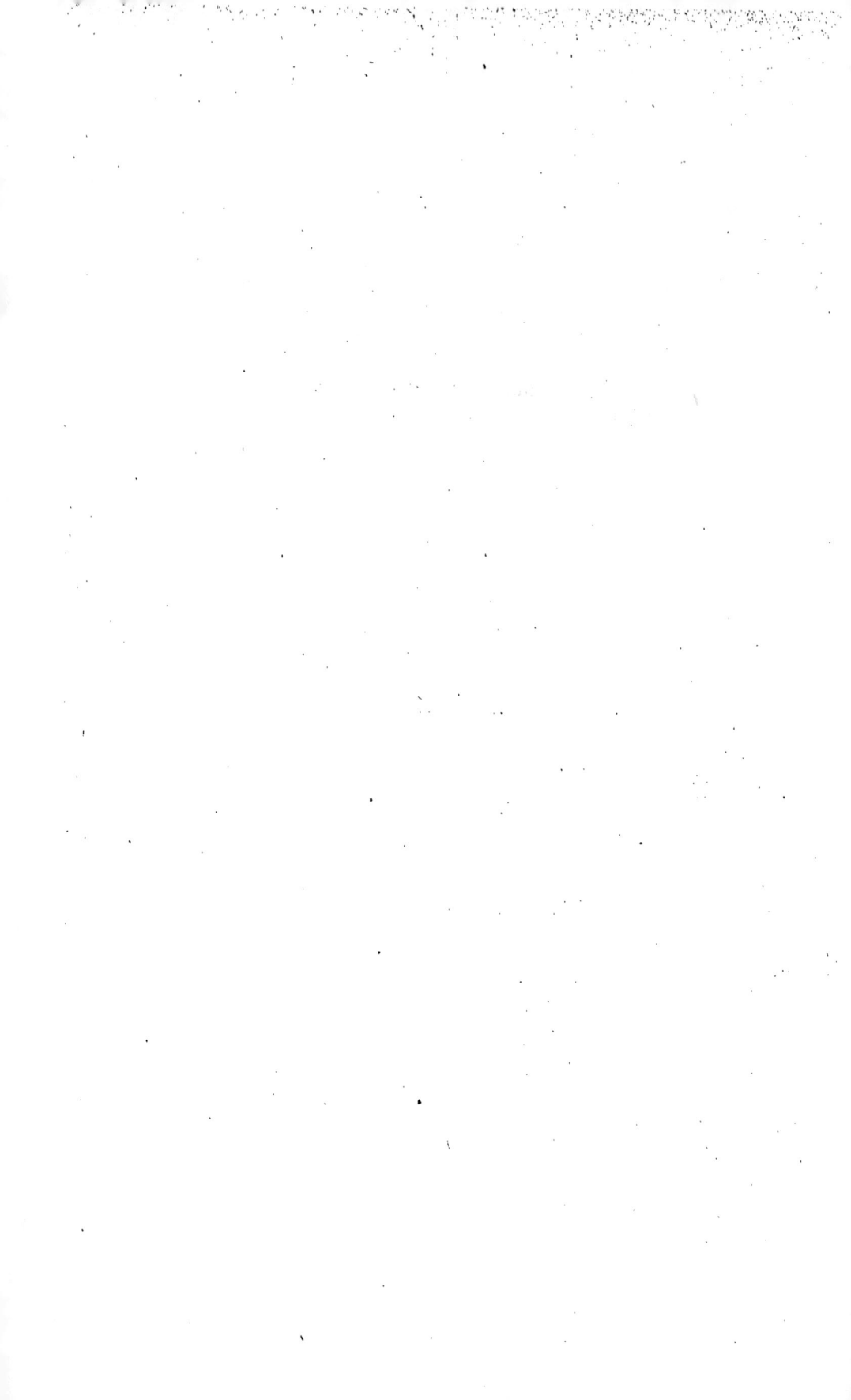

OBSERVATIONS

A. — Nodosités inflammatoires

OBSERVATION I

Nodosités inflammatoires des deux cornes utérines. — Salpingite suppurée bilatérale d'origine blennorrhagique.

L., Andréa, âgée de 18 ans, salle Guérin, lit N° 5, entre dans le service de M. le D* Pozzi, à l'hôpital Broca, le 1ᵉʳ Mai 1900, avec des symptômes d'une blennorrhagie aiguë: pertes jaunes-verdâtres tachant le linge et douleurs à la fin des mictions. N'a pas eu d'enfant ni de fausse couche.

Réglée à 17 ans ; règles régulières, indolores, survenant d'abord tous les 15 jours, durant 5 à 6 jours. Depuis qu'elle a ses pertes, les règles, tout en restant régulières et peu douloureuses, sont peu abondantes et durent moins (4 jours).

Dernières règles du 20 au 24 avril avec leurs caractères ordinaires. La malade a eu des pertes blanches depuis l'âge de 16 ans, même avant d'être réglée ; ces pertes étaient peu abondantes et peu douloureuses. La malade ne peut pas préciser le moment où ses pertes sont devenues jaunes-verdâtres. Elle n'a pas eu de pertes rouges.

La malade se plaint de douleurs dans le bas-ventre, surtout à gauche. Ces douleurs surviennent brusquement, s'irradient dans la cuisse gauche et quelquefois dans le rein et atteignent leur maximum d'intensité quand la malade est debout.

Rien d'anormal du côté de l'appareil respiratoire et circulatoire.

Pas de troubles digestifs, l'appétit est diminué.

La malade souffre un peu à la fin de la miction, urine deux à trois fois par jour ; ses urines ne contiennent ni sucre, ni albumine.

Pas de troubles nerveux prononcés.

L'état général est bon. La température n'a jamais dépassé 38°2.

A l'examen le cul-de-sac latéral gauche est très douloureux, on y sent une masse dure, grosse comme une noix.

Le col est gros, dur, entrouvert, regarde en bas en arrière et à droite. L'utérus est dans le cul-de-sac latéral droit.

Au spéculum, orifice du col exulcéré.

Diagnostic. — Salpingite gauche, salpingite droite légère, métrite, vaginite.

Traitement. — Lavages intrautérins au permanganate de potasse ; lavages vaginaux pendant 8 jours environ au commencement du mois de juin ; à partir du 14 on recommence les injections intrautérines. L'écoulement a considérablement diminué.

Laparotomie le 27 juin par M. Jayle. — Incision d'environ 5 centimètres de longueur. Le péritoine étant ouvert, on introduit avec peine deux doigts et on constate des adhérences intestinales au niveau de la corne utérine gauche. Après un examen complet, étant donné l'importance des lésions, l'incision abdominale est agrandie de 3 centimètres.

On attire à l'extérieur les annexes droites, en prenant les plus grandes précautions ; le pus qui se trouve collecté à la partie externe de la trompe fait issue dans le péritoine. La malade est aussitôt remise en position horizontale. Les annexes sont amenées à l'extérieur : on constate un noyau dur dans la corne utérine, l'ovaire paraît très malade.

Les annexes étant bien dégagées, recouvertes d'une compresse, on va à la recherche des annexes gauches, prolabées dans le cul-de-sac postérieur et d'autant plus difficiles à extraire qu'il y a des adhérences intestinales très fortes ; on les attire à l'extérieur, on place un clamp sur le ligament large et on sectionne les nombreuses adhérences qui, au niveau de la corne utérine, atteignent l'épaisseur du doigt ; on cautérise la surface intestinale. La corne utérine étant libérée, on y aperçoit un nodule dur, du volume d'une noisette. De chaque côté de ce noyau, sur le bord latéral gauche d'une part, sur le bord supérieur de l'utérus d'autre part, on place des pinces de Kocher et l'on circonscrit au bistouri la partie supérieure gauche de l'utérus qu'on enlève avec la trompe correspondante. L'ovaire dégénéré est enlevé en même temps.

A droite on fait l'ablation de la trompe avec la partie attenante de la corne utérine contenant le nodule : l'ovaire est laissé en place après la cautérisation de sa partie supérieure en dégénérescence kystique (kystes séreux et sanguins). Sutures des cornes utérines, de l'incision de l'ovaire. Drainage à la Mikulicz. Suture de la paroi.

La température est un peu élevée (38°2) les 4 premiers jours après l'opération. Les mèches sont changées le 29, retirées le 1er juillet et remplacées par un drain. Les fils sont enlevés le

5 juillet : le lendemain le drain est retiré et une petite mèche est introduite.

La malade quitte l'hôpital tout en conservant des pertes jaunes verdâtres peu abondantes.

Les trompes, distendues dans leur moitié externe, ne présentent pas extérieurement des modifications dans leur partie interne. Le péritoine qui les recouvre est épaissi, adhérent. Les nodosités dures et blanches se continuent en s'effilant avec le corps de la trompe. L'ostium abdominal est oblitéré, un pus jaune remplit la lumière de la trompe.

Examen histologique. — Coupe sagittale de la corne utérine droite.

On y aperçoit :

1º *La trompe* dont la muqueuse infitrée par des cellules embryonnaires est tapissée par des cellules cylindriques. Les franges sont bien conservées, un peu épaissies.

2º La couche musculaire circulaire et les faisceaux longitudinaux coupés obliquement sont dissociés par des éléments embryonnaires.

3º Les cellules embryonnaires sont tantôt disséminées sans ordre, tantôt se disposent en nappes ou en traînées. Dans un endroit l'infiltration est tellement abondante, qu'elle a abouti à la formation d'un abcès mal limité où l'on distingue à peine quelques minces fibrilles lui servant de soutien.

Les vaisseaux très nombreux, surtout dans les couches périphériques, présentent un endothélium normal ; leur paroi est cependant épaissie. Des amas de petites cellules rondes les entourent en leur formant une gaîne plus ou moins complète.

Sur une coupe frontale de la même corne utérine on voit que l'infiltration, très abondante au centre du nodule, diminue au fur et à mesure qu'on s'en éloigne.

Les traînées embryonnaires suivent les interstices musculaires et les vaisseaux sanguins : elles répondent probablement aux espaces lymphatiques.

Coupe du noyau de la corne gauche (un peu oblique).

La lumière de la trompe est au centre de la préparation. Les franges infiltrées et épaissies sont bien conservées.

Les faisceaux musculaires circulaires et longitudinaux sont plus ou moins dissociés par l'infiltration embryonnaire. Comme du côté opposé, on distingue quelques abcès interstitiels.

OBSERVATION II

Nodosités des deux cornes utérines. — Salpingite bilatérale. — Ovaires kystiques. Blennorrhagie.

C., Eugénie, 19 ans. Hôpital Broca. Salle Broca, lit Nº 13.

Opération le 3 Mai 1900. Hystérectomie abdominale totale

(M. Pozzi). Laparotomie. Exploration des annexes. *A droite*, les annexes grosses du volume d'une mandarine, très adhérentes, paraissent suppurées. La trompe et l'ovaire sont malades. *A gauche*, les annexes sont prolabées, adhérentes : la trompe présente au niveau du pavillon un amas caséeux.

L'exploration démontre qu'il existe au niveau de chaque corne utérine un noyau dur du volume d'une noisette.

En présence de l'altération considérable et de l'existence des nodosités dans les cornes utérines, M. Pozzi décide la castration utéro-annexielle.

Ablation de l'utérus d'abord, des annexes ensuite. Hémostase assez longue, il persiste un léger suintement sanguin au niveau du cul-de-sac de Douglas, surtout à droite, ce qui tient au décollement des annexes très adhérentes. Drainage vaginal et abdominal.

Examen des pièces. — Trompe oblitérée à droite, suppurée dans sa portion externe; la trompe gauche est malade dans toute son étendue. Tuberculose ? Ovaire droit complètement dégénéré; kystes hématiques. Ovaire gauche œdémateux, contenant aussi quelques kystes sur le côté externe.

L'utérus est volumineux, sa cavité dilatée est remplie de pus. Les cornes utérines présentent chacune une nodosité blanchâtre assez dure, plus volumineuse à droite qu'à gauche. Sur la coupe on distingue tout à côté de la lumière de la trompe des points gris jaunâtres, d'où l'on fait sortir par pression une substance grumeleuse.

Coupe sagittale de la corne utérine. — On voit sur la préparation:

1º *La trompe* dont la paroi musculaire circulaire est dissociée par des petites cellules rondes. La muqueuse infiltrée par des cellules embryonnaires est en partie détachée; ses lambeaux remplissent la lumière de la trompe. L'épithélium est formé par de cellules aplaties ou globuleuses; de place en place on trouve des cellules cylindriques ou cubiques;

2º Les couches musculaires externes de la corne utérine sont aussi dissociées par des cellules embryonnaires, tantôt disséminées sans aucun ordre, tantôt disposées en nappes ou en traînées qui paraissent suivre le trajet des vaisseaux lymphatiques;

3º Dans plusieurs endroits cette infiltration est tellement abondante qu'elle a détruit les fibres musculaires. On est ainsi en présence des abcès interstitiels plus ou moins circonscrits. A un grossissement plus considérable (Nº 6 de Verick), on peut suivre la disparition graduelle des fibres musculaires. Dans l'abcès on ne trouve plus que quelques minces fibrilles, reste des éléments normaux de la paroi.

Pas de cellules géantes ni de microbes.

Dans la corne du côté opposé nous trouvons des lésions analogues.

Coupe de la trompe en dehors de l'utérus. — Nous trouvons de dedans en dehors la muqueuse enflammée, la couche musculaire épaissie et la conjonctive infiltrée.

Dans la paroi nous trouvons un abcès interstitiel à contours irréguliers qui envoie des prolongements dissociant les faisceaux musculaires voisins, une traînée embryonnaire ayant détruit la paroi le relie à la cavité de la trompe.

Des cellules migratrices, disposées en nappes ou en traînées, infiltrent la couche musculaire et conjonctive.

Un grossissement plus fort permet de reconnaître que l'épithélium a conservé par places sa forme cylindrique.

Observation III

Nodosités inflammatoires des deux cornes utérines. — Salpingite suppurée bilatérale d'origine blennorrhagique

L. Stéphanie, âgée de 19 ans, entre dans le service de Monsieur le Docteur Pozzi à l'hôpital Broca, au mois de Février 1900. N'a pas eu d'enfant, ni de fausse couche. Réglée à 14 ans régulièrement toutes les trois semaines ; règles abondantes, pas douloureuses, durant 3 à 4 jours.

Depuis 4 mois (début de sa maladie) les règles sont devenues beaucoup plus abondantes. Pendant le dernier mois les pertes étaient presque continues avec des interruptions ne dépassant pas un jour ; 3 fois elle avait perdu des gros caillots. Le début de l'affection actuelle remonte à 4 mois. C'est à partir de cette époque que la malade a eu pendant quelques semaines des pertes jaunes verdâtres suivies par des pertes blanches pas très abondantes.

Depuis les premiers jours du mois de Novembre 1899, la malade a des douleurs dans le bas-ventre ; ces douleurs, précédées durant quelques jours de douleurs dans les jambes, s'irradient dans les cuisses et dans les reins. Bilatérales au début, elles se sont dernièrement localisées du côté droit. Elles viennent par crises, aussi bien le jour que la nuit, et sont tellement violentes qu'elles arrachent des cris à la malade.

L'état général est mauvais, la malade n'a pas d'appétit, elle est amaigrie et faible à tel point qu'elle était obligée de garder le lit pendant les 4 mois de sa maladie (dont 2 à Lariboisière, dans le service de M. Tuffier, où la malade a refusé de se faire opérer).

La température atteignait par moments 40°.

Le diagnostic d'une salpingite suppurée bilatérale étant fait, on propose à la malade une intervention qu'elle accepte.

Laparotomie par M. Jayle, le 26 Février 1900.

Adhérences difficiles à détacher sur une étendue de plusieurs centimètres. Dans le voisinage de la trompe gauche un petit foyer de péritonite suppurée. Extirpation des annexes gauches et de la trompe droite avec les cornes utérines correspondantes. L'ovaire droit sain est laissé en place.

La malade quitte le service le 4 Avril en parfait état de santé et après avoir eu ses règles.

A l'examen des pièces on trouve des kystes sanguins dans l'ovaire gauche qui n'a cependant pas l'aspect d'un ovaire scléro-kystique. Les deux trompes, grosses comme un petit doigt, sont suppurées. Elles présentent chacune dans leur extrémité utérine un nodule blanc plus volumineux à gauche qu'à droite. La nodosité de la trompe droite va en s'effilant, du côté de la trompe, qui présente encore un autre petit nodule, séparé du précédent par une portion rétrécie.

Coupe de la corne utérine droite. — La muqueuse de la trompe présente une infiltration abondante. Les franges hypertrophiées et enflammées à extrémité épaissies sont parfois accolées.

Des traînées embryonnaires parcourent toute l'épaisseur de la trompe en dissociant les éléments musculaires. Les cellules embryonnaires plus confluentes dans certains endroits arrivent à former des petits abcès ; dans quelques endroits on tombe sur des cavités dues à ce que l'amas embryonnaire, mal soutenu, n'a pas résisté aux manipulations.

La corne utérine du côté gauche présente un aspect identique.

Le nodule du corps de la trompe droite présente des lésions analogues :

La muqueuse est infiltrée.

Les franges épaissies et accolées.

Des traînées embryonnaires séparent les faisceaux musculaires et conjonctifs.

Plus abondantes à la périphérie, elles aboutissent à la formation des abcès de dimensions variables.

OBSERVATION IV

Nodosité inflammatoire de la corne droite. — Canaux glandulaires dans les couches périphériques. — Salpingite bilatérale d'origine blennorrhagique. — Ovarite double plus marquée à gauche. ·

Marie-Louise M., âgée de 29 ans, femme de chambre, entre dans le service de M. le Docteur Pozzi, le 16 Mars 1900 (lit n° 7) pour des pertes blanches et des douleurs intermittentes dans la osse iliaque.

Réglée à 18 ans, règles abondantes, non douloureuses, régulières, durent 8 jours. Depuis un an elles sont devenues douloureuses, durent 15 jours. Les dernières ont eu lieu le 24 Avril.

Blennorrhagie après son mariage, une uréthrite chronique à été constatée chez le mari.

Pas d'accouchements. Une fausse couche de 3 mois et demi il y a 3 ans. Pertes de sang pendant 15 jours à la suite. Depuis la malade a des douleurs intermittentes dans la fosse iliaque droite survenant deux fois par semaine, douleurs très vives. Dernier accès au mois de Mai.

Il y a un an hémorrhagie abondante, consécutive aux règles durant 3 semaines; c'est à partir de cette époque que les règles sont devenues irrégulières et plus abondantes.

Ex. phys. Toucher très douloureux dans le cul-de-sac latéral droit.

Pertes blanches tachant le linge depuis le 2 ou 5 Mai.

Depuis 6 mois elle a des bouffées de chaleur, est devenue très émotive, sa mémoire s'est affaiblie.

Samedi 9 Juin 1900, laparotomie. Ablation des annexes gauches et de la trompe droite avec la corne utérine correspondante.

La malade n'est pas améliorée; malgré l'opération et un séjour à la campagne pendant 2 mois, tous les troubles persistent; les douleurs sont presque continues, tandis qu'elles étaient intermittentes avant l'opération.

Au mois d'Octobre on lui fait un traitement par l'électricité (6 séances). Le 6 Novembre elle a des règles indolores et assez abondantes qui durent 5 jours.

La trompe droite, épaissie, présente à son extrémité interne un nodule blanc dur du volume d'une noisette, qui en est séparé par un étranglement.

Coupe de la corne utérine droite. — La lumière de la trompe étoilée est limitée par la muqueuse infiltrée. Les franges ne se réunissant pas par leurs extrémités libres sont tapissées par un épithélium à cils vibratiles.

La couche musculaire, assez épaisse, est parcourue par des traînées embryonnaires abondantes qui dissocient les faisceaux musculaires et forment par places des petits amas.

Dans la couche extérieure, cette infiltration embryonnaire est la plus abondante. Les cellules embryonnaires arrivent à former des amas volumineux, ayant complètement détruit les faisceaux musculaires. A un grossissement plus considérable on arrive à distinguer au milieu de ces abcès à contours mal limités et envoyant des prolongements dans tous les sens, des fibrilles minces qui paraissent leur servir de soutien.

Une infiltration embryonnaire diffuse complète le tableau.

Dans la partie extérieure de la coupe on tombe, de place en place, sur des cavités glandulaires de forme et de dimensions variables dépassées par un épithélium cylindrique.

Un de ces groupes attire l'attention, il est formé par 3 canaux juxtaposés séparés par des cloisons minces et entourés par une mince couche de cellules embryonnaires, en dehors de laquelle on trouve un faisceau circulaire fibrillaire.

Dans tous ces quatre cas nous trouvons des lésions analogues : la nodosité est formée par des faisceaux musculaires plus ou moins hypertrophiés infiltrés par des cellules abondantes qui se disposent en traînées le long des interstices musculaires, des vaisseaux sanguins et qui, par places, aboutissent à la formation des abcès miliaires.

La muqueuse est plus ou moins enflammée. Ces nodosités paraissent reconnaître une origine blennorrhagique.

OBSERVATION V (Résumée).

Nodosités tuberculeuses de la corne utérine droit . Deux nodules sur le trajet de la trompe gauche (Observations VI d'Alterthum.Hegar's Beitrâge für Geburtshülfe u. Gynâkologie, 1898, I vol. p. 42).

Femme âgée de 22 ans. Dans l'épaisseur de la corne utérine droite on trouve deux nodosités séparées l'une de l'autre et de l'utérus par un sillon oblique peu profond. Sur la trompe gauche, dans son trajet extra-utérin, on trouve deux nodules. Des deux nodosités de la corne utérine, la plus interne est formée par du tissu musculaire hypertrophié, la seconde répondant à l'angle de la trompe a subi la dégénérescence caséeuse. La muqueuse ne paraît pas être modifiée.

L'examen microscopique montre que la nodosité de la corne droite est formée par du tissu musculaire hypertrophié, parsemé par des tubercules avec des cellules géantes qu'entourent des cellules embryonnaires. La muqueuse présente une multiplication des plis, elle est infiltrée, et présente quelques tubercules. La lumière est de dimensions normales.

B. Nodosités adénomyomateuses

1. Adénomyomes blancs durs.

OBSERVATION VI

Nodosités des deux cornes utérines. — Adénomyome dur blanc.
Salpingo-ovarite bilatérale. — Pyosalpinx. — Métrite.

Femme D. Louise, âgée de 40 ans. Hôpital Broca. Salle Broca,
lit N° 20, réglée à 12 ans ; accouchement il y a 20 ans ; grossesse
bonne, mais à partir de l'accouchement pertes jaunes et douleurs
dans le ventre.

Les douleurs venaient par crises tous les 3 ou 4 mois, surtout
au moment des règles, assez rarement dans l'intervalle, principalement du côté gauche.

Règles toujours régulières durant de 4 à 6 jours, assez abondantes, sans caillots, très douloureuses.(Douleurs hypogastriques,
courbatures, maux de tête, vomissements quelquefois).

Il y a 7 ou 8 ans, pendant 2 à 3 mois, des pertes rouges tous les
15 jours.

Sept ou huit mois avant son entrée à l'hôpital, règles précédées
de pertes aqueuses mouillant une serviette dans la journée, que
la malade compare à de l'eau rose.

Douleurs surtout vives au moment des règles. Dans l'intervalle,
pesanteurs dans le bas-ventre et dans les reins ; parfois élance-
ment dans les cuisses, irradiés dans les pieds et pertes jaunes
intermittentes.

Colpocèle avec une une grande déchirure du périnée, sans
chute pendant la marche.

Elle est opérée le 2 janvier 1900. *Hystérectomie abdominale*
totale (M. Jayle). Ablation des annexes. L'utérus est gros à parois
épaisses. Dans chaque corne on trouve une nodosité dure blanche.
La nodosité de la trompe gauche est moins volumineuse que celle
de droite. L'orifice abdominal de la trompe gauche est oblitéré,
la trompe est remplie par du pus. La trompe droite n'est pas
oblitérée. Les ovaires sont adhérents.

Revue le 17 Février 1901, la malade dit avoir eu des bouffées
de chaleur avec des sueurs dans le 1er temps après l'opération,
ayant cessé ensuite ; la mémoire a d'abord baissé, mais tend à

revenir. La malade est moins déprimée qu'elle ne l'était avant l'opération.

Actuellement l'incision a 7 centim. de longueur ; la cicatrisation est parfaite, pas d'éventration. Au toucher on ne trouve rien de spécial dans le petit bassin.

La malade présente cependant quelques abcès sous-cutanés au nombre de 3 de chaque côté, parallèlement et au-dessus de l'arcade de Fallope ; leur apparition remonte à deux mois.

A l'anus, à gauche, on constate une petite tumeur dure, légèrement ulcérée, peu douloureuse.

Le toucher rectal fait reconnaître à gauche l'existence d'une tumeur grosse comme une noix, non douloureuse, ne paraissant pas adhérente aux plans profonds, fixée dans l'épaisseur de la paroi rectale.

La malade souffre toujours au moment des règles, mais tous les 3 ou 4 mois ; les crises sont très fortes, obligeant la malade de garder le lit pendant 2 jours, commençant avec l'apparition du sang d'abord rare et s'affaiblissant quand l'écoulement devient plus abondant. Ces crises venaient sans raison.

Actuellement la malade se trouve bien.

A. *Coupe (A) de la trompe gauche* nous présente :

La muqueuse est formée par du tissu conjonctif infiltré.

Les franges, irrégulièrement disposées autour de la lumière de la trompe, sont coupées à différentes hauteurs ; leur extrémité est souvent épaissie. Le tissu conjonctif est relativement dense.

La couche musculaire assez développée présente une infiltration embryonnaire diffuse, peu abondante (pas de traînées ni nappe).

B. *Coupe de la corne utérine gauche.*

La lumière de la trompe est irrégulièrement étoilée.

On trouve quelques plis de la muqueuse. La paroi musculaire circulaire est hypertrophiée ; en dehors, au milieu des faisceaux musculaires coupés dans des sens différents, on distingue des canaux glandulaires, des kystes plus ou moins volumineux, dont certains sont visibles à l'œil nu. Ces masses glandulaires sont disposées d'une façon variable. On les voit former dans un endroit (à gauche) un amas assez considérable : les cavités glandulaires arrondies, étoilées ou en croissant sont séparées les unes des autres par des cloisons plus ou moins épaisses.

D'autres cavités généralement plus grandes sont irrégulièrement disséminées soit au milieu des faisceaux musculaires, soit dans le tissu conjonctif qu'on trouve plus en dehors. Ces cavités affectent des formes variables. Les unes sont allongées en forme de fentes, d'autres étoilées, d'autres en croissant ; à un grossissement fort (N° 6 de Vérick), on voit que la muqueuse ne présente pas de grandes modifications. Elle est légèrement infiltrée, tapissée par des cellules cylindriques qui ont conservé par places leurs cils vibratiles.

Dans la couche musculaire on distingue nettement la couche

interne longitudinale dont l'épaisseur est plus grande qu'à l'état normal.

Puis vient la couche circulaire hypertrophiée ; ensuite des masses musculaires formant des noyaux isolés, les faisceaux musculaires étant coupés, soit transversalement, soit obliquement, soit longitudinalement.

Dans cette couche, il y a peu d'éléments embryonnaires, ils sont beaucoup plus abondants dans la couche externe conjonctive et vasculaire où par places ils se disposent en amas.

Quant aux formations glandulaires, elles sont recouvertes le plus souvent par un épithélium cylindrique dont on peut par places distinguer les cils vibratiles. Cet épithélium est assis directement sur la couche musculaire ou en est séparé par une mince couche fibrillaire conjonctive.

Dans les cavités en croissant on peut constater un épithélium cylindrique sur le plancher, plutôt cubique sur la paroi supposée. Quelques kystes n'ont qu'un épithélium cubique. Tantôt les kystes n'ont pas de contenus, dans d'autres on distingue un contenu amorphe.

Pas de pseudo-glomérules, ni de corpuscules pigmentaires.

C. *Coupe de la corne droite,* paraît reproduire la disposition que nous venons de décrire.

La trompe coupée obliquement n'a que peu de franges. De la lumière on voit parfois partir des prolongements qui n'arrivent cependant pas jusqu'aux cavités glandulaires.

Les cavités kystiques et les canaux glandulaires, disposés le plus souvent dans la couche excentrique, donc séparés de la lumière centrale par toute l'épaisseur de la couche musculaire, présentent un épithélium cylindrique cubique.

L'utérus. — On distingue une partie interne assez large ressemblant à une membrane fenêtrée et formée par des canaux et cavités glandulaires coupés dans des sens différents, et une partie externe formée par les fibres musculaires diversement disposés.

Dans ce cas le nodule dur, de coloration blanche, est formé par des faisceaux musculaires hypertrophiés. Dans les couches musculaires externes et dans la couche conjonctive nous voyons des culs-de-sac glandulaires, tapissés par un épithélium cylindrique à cils vibratiles, et des cavités kystiques à épithélium de hauteur variable. Ces culs-de-sac glandulaires forment plusieurs amas isolés. La paroi musculaire est infiltrée par des cellules embryonnaires.

La muqueuse est peu modifiée.

OBSERVATION VII. (Résumée).

Recklinghausen. Cas IX b.(Die Adénomyome und Cystadenome der Uterus und Tubenwandung. 1896).

Adénomyome kystique périphérique et central des deux angles des trompes et de la paroi dorsale gauche de l'utérus. — Hydrosalpinx bilatéral et kyste de l'ovaire. — A gauche, kystes multiples de l'époophoron se continuant avec l'adénomyome gauche ; à droite tumeur kystique de la trompe. — Hémorrhagie, probablement menstruation.

Elisabeth S., née Kist, 37-40 ans, mariée depuis quelques années, pas d'enfants, noyée à l'état d'ivresse. *L'utérus* rempli d'un liquide sanguinolent *est gros*. Aux angles des trompes on trouve de chaque côté une tumeur blanche et dure diminuant du côté de la trompe et mesurant 18 à gauche, 22 à droite dans le plan frontal; 12 et 14 dans le plan sagittal. Les annexes gauches, l'ovaire *et la trompe hydropique* adhèrent par leur partie latérale au côté gauche de la paroi dorsale de l'utérus. *En incisant ces adhérences on ouvre des petits kystes communiquant avec la tumeur. Les deux trompes dilatées sont fermées à leur extrémité abdominale* et adhèrent aux ovaires. La trompe droite adhère par son extrémité abdominale à un *kyste de l'ovaire gauche. L'ovaire* droit présente *deux kystes* de dimensions inégales. Les deux, ovaires sont en rapport avec les parties latérales de l'utérus. *Sur la paroi ventrale de la trompe droite* on trouve *attachés deux kystes* : un pédiculé, l'autre sous-séreux du volume d'une tête d'épingle.

Les deux kystes ont un épithélium cubique ; le plus grand contient des corpuscules pigmentaires bruns. Vers la ligne médiane on trouve *dans le ligament large un kyste lisse* à paroi fibreuse tapissé par une seule couche d'épithélium. Pas d'autres kystes du côté droit. A gauche, au contraire, le ligament large est *parsemé de kystes* : 1° vers la ligne médiane on trouve des cavités séreuses tapissées par un épithélium ; 2° latéralement un kyste multiloculaire (Polycystome) intimement relié à la trompe et adhérent à l'ovaire sans qu'il y ait un rapport quelconque entre ses cavités et la lumière de la trompe ou le kyste de l'ovaire. Le contenu est formé par un liquide dans lequel on trouve des concrétions renfermant des corpuscules pigmentaires sanguins et des cellules volumineuses sans pigment. *Ce kyste se continue directement avec l'adénomyome kystique de l'angle de la trompe gauche.* On ne peut pas conclure de là que le kyste de l'utérus et du ligament large se soient développés d'une façon indépendante et se soient réunis ultérieurement. Ils ne forment qu'une tumeur dont l'existence est déterminée par des débris embryonnaires.

L'examen microscopique montre que les deux tumeurs des cornes utérines ne sont pas pareilles. A droite l'adénomyome occupe les couches profondes et n'envoie que quelques prolongements pourvus de kystes vers la périphérie. A gauche, on trouve un adénomyome central atteignant 9^{mm} d'épaisseur ; mais à côté on trouve un autre adénomyome qui siège dans les couches périphériques de la trompe, forme la tuméfaction dorsale et pénètre dans les couches superficielles de l'utérus; sur certaines coupes on distingue même deux amas périphériques. Ces deux amas périphériques se distinguent par le nombre et le volume des kystes qu'ils contiennent ; il en est surtout de celui qui pénètre dans les couches périphériques de l'utérus et se continue avec le kyste du ligament large qui adhère à l'utérus. L'amas central contient aussi des cavités et des fissures kystiques du même diamètre jusqu'à (3 ^{mm}). Dans l'adénomyome droit les kystes même les plus périphériques atteignent à peine 1 millim. de diamètre. Dans les kystes visibles macroscopiquement de l'amas périphérique on distingue par places près de la paroi un dépôt granuleux sans éléments morphologiques formé probablement par l'albumine coagulée. L'épithélium n'est formé que par une seule couche de cellules cubiques ou cylindriques basses ; les cils vibratiles sont difficiles à démontrer. On ne distingue pas de tissu cytogène ; l'épithélium repose directement sur le tissu musculaire.

Les kystes disséminés dans la tumeur de l'angle de la trompe gauche montrent une structure analogue. Les kystes de l'amas central de la trompe gauche montrent un épithélium cylindrique plus haut reposant sur une couche riche en cellules arrondies ; les culs-de-sac glandulaires forment tantôt des ilots adénomateux dont le canal principal est devenu ampullaire, tantôt forment le long du canal des replis et des renflements. Dans ce dernier cas la confusion est facile avec la lumière de la trompe interstitielle ou d'une trompe accessoire.

1° L'examen des coupes en série permet de reconnaître la trompe caractérisée par la couche conjonctive de sa muqueuse. Cette paroi conjonctive est pauvre en cellules et très riche en faisceaux brillants de tissu conjonctif fibreux complètement différents des minces filaments du tissu cytogène formant un réticulum. Dans l'épaisseur de ce tissu conjontif on trouve des espaces probablement lymphatiques avec des cellules endothéliales donnant à la coupe par endroits l'aspect du tissu caverneux.

La présence des culs-de-sac glandulaires indépendants de la lumière de la trompe montre que la coupe porte sur la partie de la trompe traversant la corne utérine.

2° Les canaux kystiques ainsi que les culs-de-sac glandulaires sont remplis par des corpuscules sanguins tandis que la trompe est rarement remplie de sang.

3° On trouve aussi dans l'adénomyome droit des petits kystes isolés avec, par places, une couche basale de tissu cytogène, avec un fort épithélium, avec des culs-de-sac glandulaires qui leur sont attachés, un contenu sanguin et des corpuscules infiltrés de sang dans leur intérieur. Ces corpuscules souvent pédiculés sont recouverts par une couche d'épithélium cylindrique ; le tissu conjonctif qui les constitue est riche en cellules.

Ils ont donc la structure des *pseudoglomérules*, qu'on trouve aussi en nombre moins considérable dans l'adénome du côté gauche.

Ces kystes pourvus des éléments glandulaires ne diffèrent que peu de ceux où ces éléments sont peu abondants.

Les éléments glandulaires se disposent donc dans les adéno-myomes de l'angle de la trompe de deux façons : a) tantôt ils sont disséminés dans l'épaisseur du tissu fibromusculaire; b)tantôt ils sont groupés et forment des îlots adénomateux ; quelques canaux se transforment en kyste dont la paroi a une tendance à l'hémorragie et à la formation des corpuscules pseudogloméru-laires. Cependant les corpuscules pigmentaires sont assez rares. Les cils vibratiles peuvent être constatés dans toutes ces cavités, mais seulement par places.

Les amas plus considérables des deux tumeurs montrent un tissu musculaire très abondant, dont les faisceaux s'entre-croisent de telle façon qu'il devient impossible de distinguer les faisceaux de nouvelle formation. Le canal de la trompe est excentrique, il est souvent méconnaissable à cause de l'étroitesse de sa lumière et des faisceaux musculaires néoformés qui se confondent avec la couche musculaire propre de la trompe. C'est le tissu musculaire qui donne à la consistance à ces amas centraux des tumeurs de l'angle de la trompe. Dans les amas périphériques, les culs-de-sac glandulaires ne sont plus entourés par un tissu musculaire jeune, les faisceaux musculaires et con-jonctifs qui les avoisinent sont d'ancienne formation et d'une direction variable.

Observation XIII (Résumée)

Recklinghausen. Cas *XIII*.

Myome pédiculé et adénomyome central de l'angle droit de la trompe. Adé-nomyomes des deux trompes; à droite occlusion de la trompe et hydro-salpinx.

Femme Hirschl, 33 ans, a eu 3 enfants, le dernier il y a 10 ans, atteinte depuis 4 mois d'une néphrite aiguë, et morte avec hydropisie généralisée. Glomérulo-néphrite subaiguë hémor-rhagique.

L'utérus de volume moyen. Nombreuses adhérences aux deux faces de l'utérus. A droite, tumeur de la corne utérine de 15 de longueur sur 10 d'épaisseur, sur le sommet de laquelle on voit s'insérer l'épiploon.

Un adénomyome dans l'épaisseur de la trompe droite. Pas de tumeur dans l'angle de la trompe gauche; mais un peu en dehors on trouve un épaississement cylindrique formé par un tissu dur. *Dans la paroi du col*, vers le milieu de sa hauteur, on trouve des deux côtés un faisceau longitudinal musculo-conjonctif, sans glandes ni kystes.

L'examen microscopique révèle les particularités suivantes :

1º La tumeur de la corne utérine droite présente des faisceaux musculaires de nouvelle formation qui se disposent le long des canaux glandulaires très ramifiés et partiellement dilatés. La tumeur est centrale, répond à la trompe intrapariétale qu'elle entoure sans cependant envahir la muqueuse qui est un peu hypertrophiée. Ces myomes kystiques se retrouvent dans les couches périphériques et même sous la séreuse, où le tissu musculaire est remplacé par une couche de tissu conjonctif. Dans les longs canaux ramifiés on trouve *des corpuscules pigmentaires* et des cellules épithéliales basses à cils vibratiles. La muqueuse de la trompe est riche en cellules, mince, recouverte par l'épithélium ; la lumière de la trompe est très étroite.

2º Les deux myômes des trompes présentent de nombreux canaux glandulaires ramifiés et entourés soit par un tissu musculaire jeune, soit, quand ils sont petits, par du tissu conjonctif riche en cellules. *Leur ressemblance avec les canaux de l'époophoron est alors frappante.* On trouve des canaux principaux avec des ramifications latérales terminées par un cul-de-sac. On voit à droite et à gauche un de ces groupes traverser la couche musculaire interne de la trompe et communiquer avec sa lumière.

Les canaux ont un épithélium cubique dont les cellules présentent des cils vibratiles.

OBSERVATION IX (Résumée)

Adénome de l'angle de la trompe (R. Meyer. Zeitschrift für Geburtshülfe ü Gynäkologie, *XXXVII* vol. 1897, p. 333.

Il s'agit d'une femme morte de phtisie à 23 ans ; organes génitaux sains macroscopiquement.

A droite l'adénome occupe le segment initial de la trompe et envoie quelques prolongements dans la corne utérine.

On trouve surtout dans les couches périphériques de la trompe des dispositions caractéristiques qui pour Recklinghausen démontrent l'origine Wolffienne de ces adénomes primitifs : culs-de-sac terminaux, des canaux collecteurs et des ampoules principales (de premier ordre), les culs-de-sac terminaux étant le plus souvent dirigés du côté du péritoine, tandis que les ampoules se rapprochent du centre.

Un de ces systèmes, réniforme, est relié dans un endroit à la lumière de la trompe par quelques canalicules fins. La lumière de la trompe paraît allongée sur la coupe. Des kystes disséminés se retrouvent dans toutes les couches, même sous la séreuse. La distribution du tissu conjonctif et la hauteur des cellules épithé-

liales qui en dépend, répond aussi à la description de Recklinghausen. Cependant le tissu conjonctif n'est pas riche en cellules
et ces dernières sont plus allongées que dans le tissu conjonctif
cytogène ; la muqueuse de la trompe est constituée par un tissu
pauvre en cellules.

A gauche l'adénome occupe la couche externe de la corne
utérine immédiatement en arrière et au-dessus de la portion
interstitielle de la trompe. La disposition est ici analogue mais
plus caractéristique : les culs-de-sac terminaux sont plus éten-
dus, le tissu conjonctif plus pauvre en cellules ; pas de communication avec la lumière de la trompe. Pas de pseudoglomérules
ni corpuscules pigmentaires.

Dans le tissu musculaire de l'utérus et de la portion ampullaire des trompes on trouve quelques amas des cellules embryonnaires. Les angles des trompes surtout dans le voisinage des
adénomes en sont complètement dépourvus.

Le développement de ces adénomes aux dépens de la muqueuse
n'est pas admissible.

OBSERVATION X (Résumée)

Alterthum (Hegars Beiträge zur Gebursthülfe und Gynäkologie.
Leipzig, 1898, I vol. p. 54.)

*Nodosités des deux cornes utérines de nature tuberculeuse. — Nodules
de la trompe droite.*

R. Z. 23 ans, nullipare. Pas d'antécédents héréditaires patho-
logiques. Réglée à 21 ans, les règles n'ont duré que quelques
heures. Depuis elles sont revenues une seule fois. Depuis l'âge
de 15 ans, perte d'appétit, palpitations, douleurs dans le ventre.

Examen sous chloroforme. Femme de taille moyenne, de faible
constitution. Le col de l'utérus est dirigé en haut et en avant,
l'orifice, large, est limité par des lèvres rouges tuméfiées. L'utérus,
gros, est en arrière. Le ligament sacro-utérin gauche est court,
résistant, épaissi. Sur la paroi latérale du bassin et sur le ligament, on sent des petits nodules du volume d'un grain d'avoine
à celui d'un pois. A l'extrémité utérine de la trompe gauche on
trouve deux nodosités. A droite on sent sur le trajet de la trompe
2 à 3 nodosités.

Laparotomie. La trompe droite est constituée par une série
d'épaississements nodulaires, dont un dans l'épaisseur de la
corne utérine. On l'enlève par une incision qui traverse le nodule
le plus interne : une masse caséuse s'écoule. A gauche ablation
de la trompe et d'un segment de la corne utérine. Suites opéra-
toires apyrétiques. Examinée 5 mois après, la malade est dans
un état de santé parfaite.

L'examen histologique montre que la muqueuse de toute la trompe droite est saine. Le nodule est formé par un kyste du volume d'une lentille situé dans les couches musculaires externes. La paroi est conjonctive, son contenu calcaire est caséeux. Plus près de la lumière on trouve dans la musculeuse quelques tubercules épithélioïdes et une infiltration embryonnaire assez abondante.

A *gauche* la coupe de la nodosité de la corne utérine présente des cavités disséminées tapissées par un épithélium cylindrique et séparées de la lumière de la trompe par la couche musculaire circulaire épaissie. L'épithélium de ces cavités est en partie enlevé : dans leur voisinage on trouve une infiltration embryonnaire. Quelques vaisseaux de la couche musculaire externe sont remplis par une substance se colorant en bleu sale par l'hématoxiline. On ne trouve pas de cavités dans l'isthme de la trompe. On rencontre encore dans la musculeuse quelques groupes de cellules épithélioïdes, quelques cellules géantes et des petites cellules rondes.

La nature tuberculeuse de ces nodosités est indiscutable. Quant aux cavités glandulaires, Alterthum leur attribue une origine congénitale sans vouloir se prononcer si c'est le corps de Wolff ou le canal de Muller qui leur donnent naissance.

2. Les adénomyomes téléangiectasiques mous rouges des cornes utérines.

OBSERVATION XI (Résumée).

Cas XVIII de Recklinghausen.

Adénomyomes téléangiectasiques de l'angle des deux trompes et de la paroi dorsale du corps de l'utérus. — Cystoadénomes de la paroi du col. — Kystes de l'époophoron.

Femme Joséphine Deutinger, 69 ans, morte de pneumonie croupale avec atrophie sénile des organes parenchymateux.

Utérus rétrofléchi et fixé par des adhérences ; son corps est petit, présente dans sa partie inférieure deux myomes sphériques et des nombreuses nodosités sur son fond. Les deux angles sont épaissis, couverts par une séreuse lisse malgré la présence des nodosités, surtout à droite. Les extrémités des trompes adhèrent aux ovaires. Dans la partie *attenante du ligament large et sur l'ovaire gauche, de petits kystes. Les parovaires sont bien développés. Dans la paroi du col plusieurs kystes du volume d'un pois.* Pas de canal de Gartner net.

A la coupe on trouve dans le tissu musculaire de l'utérus des taches rouges allongées ramifiées formées par un tissu mou très vasculaire. C'est dans l'angle des trompes que ce tissu est le plus tendre. Cette couche vasculaire tapisse toute la surface de l'utérus et ressemble à l'endomètre hyperplasié d'une épaisseur inégale.

1º Les amas vasculaires des deux tumeurs des trompes sont formés par un tissu cytogène, dans lequel on trouve un riche réseau capillaire et des canaux glandulaires à épithélium cylindrique. Ces canaux glandulaires disséminés dans toute la couche musculaire périphérique sont séparés de la muqueuse de la trompe par sa musculeuse. Ces canaux glandulaires sont très ramifiés et forment souvent au centre des amas volumineux un gros canal primitif qui peut subir la dilatation kystique. Certains de ces kystes sont visibles à l'œil nu. Dans certains groupes les canaux glandulaires sont difficiles à reconnaître à cause de leur épithélium très bas et lâche, peu distinct de tissu cytogène riche en cellules. Leur diagnostic est heureusement facilité par la présence en dehors de la couche conjonctive des cellules musculaires jeunes, reconnaissables à leur noyau allongé et à leur coloration caractéristique obtenue par le picrocarmin.

Cette couche musculaire habituellement mince atteint dans certains amas un développement considérable (nodule de la trompe droite) et donne ainsi lieu à des *adénomyomes* ordinaires. Enfin, on trouve des myomes sans glandes ni tissu cytogène. Cependant leurs cellules courtes et étroites, l'absence de substance fibreuse intercellulaire permet de les rapprocher des adénomyomes.

2º La question difficile était de savoir si le tissu vasculaire recouvrant la face interne de l'utérus était formé par l'endomètre hyperplasié, par le myomètre atrophié et devenu vasculaire ou par un adénomyome diffus. L'examen attentif des coupes de l'utérus a permis de reconnaître qu'il s'agissait dans le cas particulier d'un *fibromyome diffus* ayant subi la transformation *téléangiectasique* et recouvert par la muqueuse dont l'épaisseur varie suivant l'endroit.

Observation XII (Résumée)

Cas *XX* de Recklinghausen

Adénomyomes téléangiectasiques des deux angles. — Tumeurs centrales traversant la paroi de la trompe intrapariétale. — Occlusion de la trompe et hydrosalpinx.

Salomée Lüttiger, 71 ans, cicatrice de grossesse. Emphysème pulmonaire. Hypertrophie du cœur. Thrombose du bulbe de la jugulaire et infarctus pulmonaires avec pleurésie hémorrhagique gauche; cholélithiase et érosions hémorrhagiques de la muqueuse duodénale.

Adhérences nombreuses des organes pelviens ; le ligament large sclérosé ; les *trompes distendues* par du liquide. L'utérus en S, aux *deux angles tumeurs molles*, la droite mesure 17 sur 15, la gauche a 12 de diamètre. *Leur section est bigarrée, laisse voir sur un fond d'un gris clair des taches et des traînées rouges.* Au centre de ces taches on distingue des fentes irrégulières, coupes des canaux glandulaires ou des kystes ramifiés plus nombreux dans le voisinage de la trompe. Ces canaux sont tapissés par un épithélium cylindrique bas, en partie détaché, et munis par place de cils vibratiles. Un tissu riche en cellules et surtout en vaisseaux les entoure. Au centre de la tumeur les amas sont moins nets. Le tissu vasculaire traverse la paroi circulaire de la trompe et pénètre jusqu'à la muqueuse qu'il envahit partiellement. Le reste de la muqueuse normale s'en distingue par une coloration pâle sur des coupes colorées, par la pauvreté en éléments cellulaires, légère sclérose, etc.

En dedans de la tumeur droite on tombe sur un second amas qui comme les autres est formé par un adénomyome téléangiectasique. La muqueuse de l'utérus est très vasculaire mais amincie et atrophiée. Elle recouvre une couche de tissu cytogène dépourvue d'éléments glandulaires, continuation du tissu cytogène de la tumeur.

Le développement considérable du tissu vasculaire imprime aux *adénomyomes téléangiectasiques* un caractère particulier. Le tissu glandulaire est moins abondant que dans les autres adénomyomes.

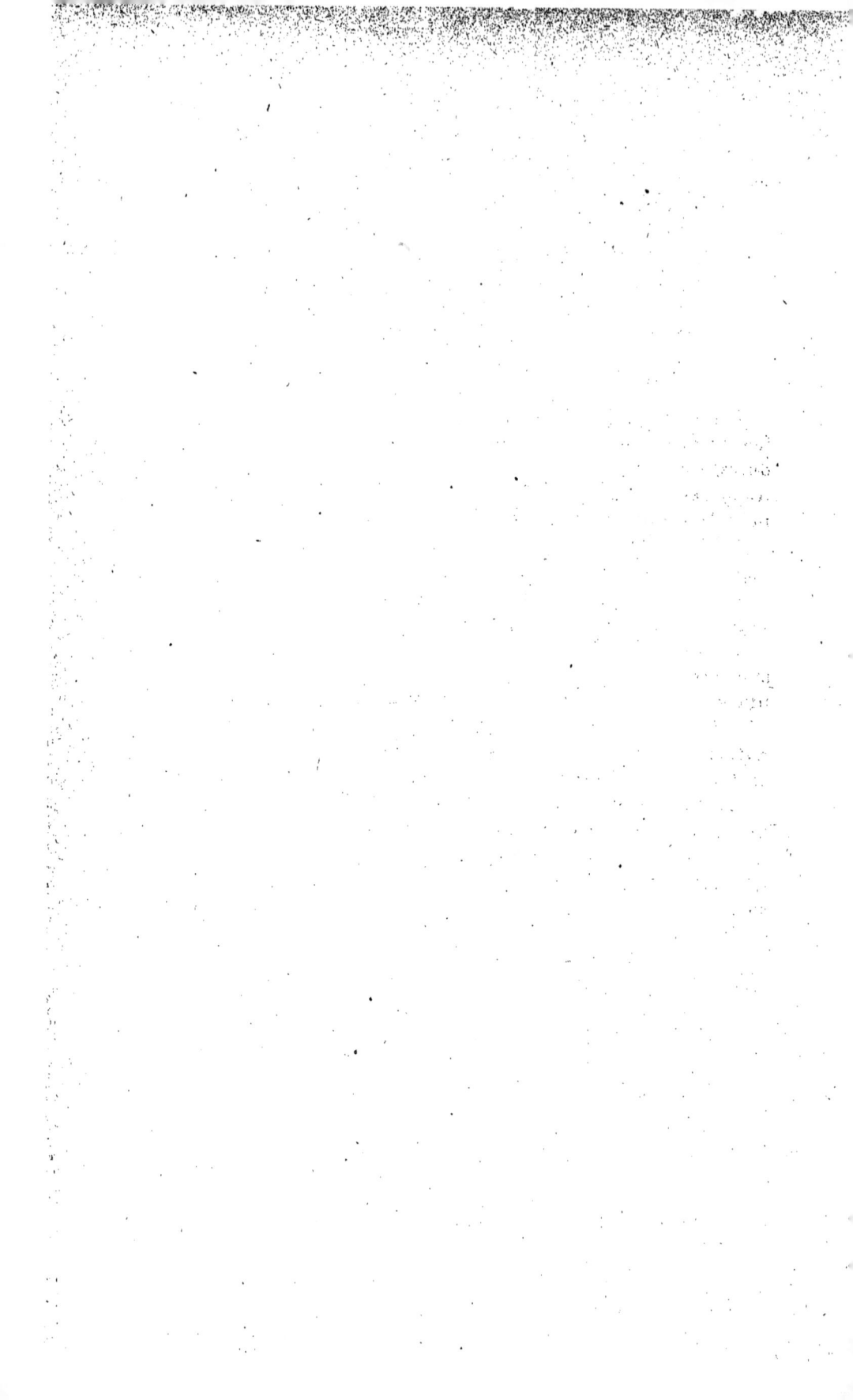

CONCLUSIONS

I. Au cours des opérations ou des autopsies on constate parfois au niveau des cornes utérines des nodosités blanchâtres,
dures, d'aspect fibromateux, disposées presque toujours symétriquement. Il s'agit d'une lésion intéressant la portion interstitielle de la trompe.

II. Cette affection ne se traduit par aucun signe pathognomo-
nique.

III. L'examen histologique permet de reconnaître deux
variétés anatomo-pathologiques.

1° La nodosité peut être constituée par du tissu *inflammatoire,*
et l'on observe alors des lésions ordinaires de la salpingite interstitielle.

2° La nodosité peut être constituée par du tissu *adéno-myo-
mateux* et l'on se trouve en présence d'une tumeur dont le mode
de développement a suscité des théories diverses.

La nodosité inflammatoire reconnaît toujours une origine inflammatoire blennorrhagique ou tuberculeuse.

La nodosité adénomyomateuse est considérée par les anatomo-
pathologistes soit comme *acquise*, soit comme une *tumeur congénitale*, développée aux dépens des débris du corps de Wolff ou
du canal de Muller.

IV. Au cours de la salpingectomie, il est important d'enlever
les cornes utérines atteintes de ces nodosités.

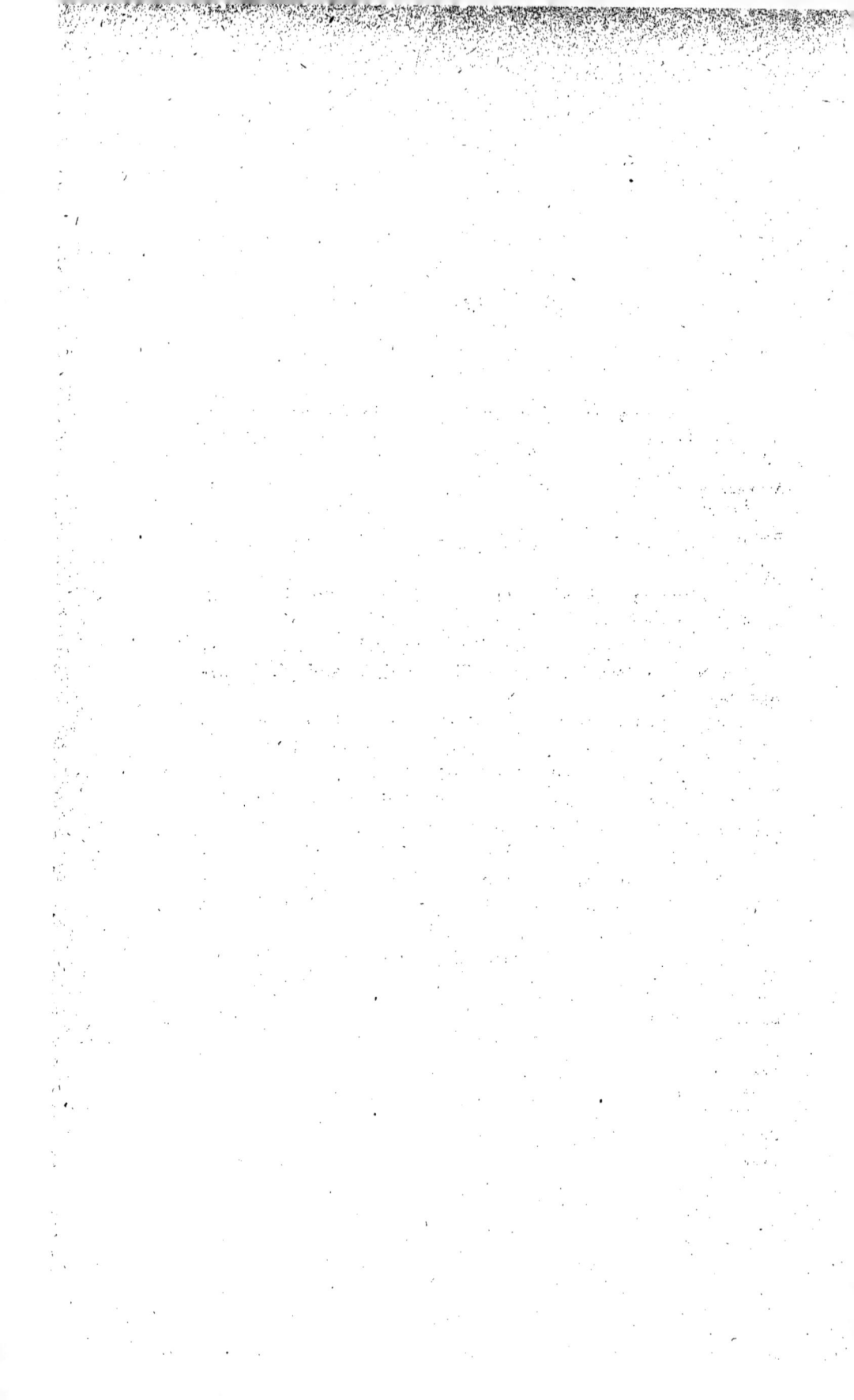

BIBLIOGRAPHIE

ALTERTHUM. — Tuberkulose der Tuben und des Beckenbauchfells. Hegar's Beiträge zur Geburtshülfe u Gynäkologie, 1898. Bd. I. s. 42.

BARABAN. — Contribution à la pathogénie des cystomyomes utérins. Revue Médicale de l'Est, 1891. XXIII vol. p. 609.

BABES. — Ueber épitheliale Geschwülste in Uterusmyomen. Wiener Allgem. Medicin. Zeitschrift, 1882, p. 36.

BROUARDEL. — Thèse de doctorat, 1865.

BRISSAUD. — Étude sur les tuberculoses locales. Archives générales de Médecine, 1880.

BULIUS. — Zur Diagnose der Tuben und Peritonealtuberkulose. Verhandlungen der Deutschen Gesellschaft für Gynäkologie. Leipzig, 1897, p. 415.

CZERNY. — Das Giraldes'sche Organ. Archiv für mikroscopische Anatomie 1882. XXXIII, p. 445.

CHIARI. — Zur pathologischen Anatomie des Eileitercatarrhs. Zeitschrift für Heilkunde, 1887, Bd. VIII p. 457.

CHRYSOSPATES. — Doppelseitige, reine Hämatosalpinx infolge von harten, weissen. Adenomyomen beider Tubenwikel. Zeitschrift für Geburtshülfe und Gynäkol, 1901. XLIV vol. 2 cah.

CORNIL. — Leçons sur l'anatomie pathologique des métrites, salpingites et cancer de l'utérus. Paris, 1889.

COHNHEIM. — Vorlesungen über Allgemeine Pathologie 1877, p. 641.

CULLEN. — Cancer of the Uterus. New-York, 1900.

DIESTERWEG. — Cystofibrome. Zeitschrift f. Geburtsh. u Gynäkol, 1883, IX.

DELBET. — Tumeurs dans le Traité de Chirurgie Le Dentu-Delbet.

EDWARD'S BLANCHE. — Progrès Médical, 1889, p. 117.

FRANQUÉ (Otto von). — Salpingitis nodosa isthmica und Adenomyoma tubae. Zeitsch. f. Gebutsh. u. Gyn. 1900. Bd. XLII. 1 Heft. s. 41. — Résumé dans la Revue de Gynécologie et Chirurgie abdominale. Février 1901.

FRITSCH — Traité des maladies des femmes. Trad. française. 1898.

FABRICIUS. — Ueber Cysten an der Tube am Uterus u. dessen Umgebung. Arch. f. Gynäk. 1896, vol. 50.

GOTTSCHALK. — Demonstration zur Entstehung der Adenome des Tuben isthmus. Centralbl. f. Gynäkol. 1900, N° 15 s. 411.

HEGAR. — Die Entstehung, Diagnose und chirurgische Behandlung der Genitaltuberkulose des Weibes. Stuttgart, 1886.

HEGAR. — Tuberkulose der Tuben u. des Beckenbauchfells. Deutsche Medicinische Wochenschrift, 1897. N° 45, p. 713.

HAUSER. — Münchener Medicinische Wochenschrift, 1893, N° 40.

HERTWIG. — Traité d'embryologie de l'homme et des vertébrés. Trad. franç. 1900.

KOSSMANN. — Die Abstammung der Drüseneinschlüsse in den Adenomyomen des Uterus und der Tuben. Archiv für Gynäkologie. 1897. Bd. 54, p. 359.

KOSSMANN. — Zeitschrift für Geburtshülfe u. Gynäk. 1897, vol. XXXVII, p. 163.

KALTENBACH. — Archiv für Gynäkologie, 1885, vol. XXVII. p. 317.

KLEINHAUS. — Veit's Handbuch der Gynäkologie. Bd III. Heft 2.

LEBEC. — Étude sur les tumeurs fibro-kystiques et sur les kystes de l'utérus. Thèse 1880.

LOCKSTAEDT. — Ueber Vorkommen und Bedeütung von Drüsenschlauchen in den Myomen des Uterus. Monatsschr. f. Geburtshülfe u. Gynäk. 1898, vol. VII.

LEGUEU ET MARIEN. — Des éléments glandulaires dans les fibromyomes de l'utérus. Annales de Gynéc. et d'Obstétr. 1897, p. 134.

MARTIN. — Zur Pathologie der Eileiter. Deutsche Medic. Wochen. 1886, N° 17.

MARTIN. — Ueber Tubenerkrankung Zeitsch. f. Geburt. u Gynäk. XIII vol. 1886, p. 298.

R. MEYER. — Ueber Drüsen, Cysten. u Adenome im Myometrium bei Erwachsenen. Zeitschr. für Geburtsh. u Gynäkol. XLIII, 1 Heft. p. 131. Résumé dans la Revue de Gynécologie et Chirurgie abdominale. Février 1900.

R. MEYER. — Ueber die Genese der Cystadenome u. Adenomyome des Uterus Zeitschr. f. Geburtshülfe u Gynäkol. 1897, Bd. 37, s. 333. Centralb. f. Gynäk. 1897, N° 24, p. 28.

NAGEL. — Entwickelung und Entwickelungsfehler der weiblichen Genitalien in Veit's Handbuch der Gynäkologie, 1897, 1 Band. p. 521.

NEUMANN. — Ueber einen Fall von Adenomyom des Uterus und der Tuben mit gleichzeitigen Anwesenheit von Urnierenkeimen im Eierstock. Archiv f. Gynäkol. 1899, Bd. LIX.

ORTHMANN. — Beiträge zur normalen Histologie u zur Pathologie der Tuben Virchov's Archiv CVIII 1887, p. 165.

OPITZ. — Ueber Adenomyome u. Myome der Tuben und des Uterus. Centralbl. für Gynäk. 1900, N° 15, p. 411.

PICK. — Ein neuer Typus des voluminosen parocystecalen Adenomyomen. Arch. f. Gynäk. 1897, Bd. LIV.

Pick. — Ueber Adenomyome der Epoophoren u Paroophoren. Virschov s. Archiv. 1899. Bd. CLVI.

Pilliet. — Comptes R. de la Société Anatomique, 1894, p. 554.

Pilliet et Souligoux. — Kyste du ligament large et du canal de Gartner. Bullet. de la Société anat. 1894, p. 412.

Pozzi. — Traité de gynécologie.

Quenu. — Traité de Duplay-Reclus.

Recklinghausen. — Die Adenomyome u. Cystadenome der Uterus und Tubenwandung. Berlin. 1896.

Recklinghausen. — Deutsche medic. Wochen. 1893. N. 33.

Recklinghausen. — Wiener klinische. Wochenschr. 1895. N. 29.

Ribbert. — Deutsche Medic. Wochenschr. 1895. Nº 2.

Rickert. — Beiträge zur Etiologie der Uterusgeschwülste. Virchov's Archiv. 1895, p 142.

Schauta. — Ueber die Diagnose der Frühstadien chronischer Salpingitis. Arch. f. Gynakol., 1888. Bd. XXXIII, p. 27.

Schottlander. — Zeitschrift für Geburtshülfe u. Gynakologie. Bd. XXVII.

Terrillon. — Fibrome kystique volumineux de l'utérus; hystérectomie. Guérison. Rev. de Chirurg., 1886, p. 669.

Voigt. — Ueber Drüsenbildung in Myomen. Monatschrift für Geburtsh. u. Gynäkol., 1896, I, 9.

Veit — Handbuch der Gynäkologie.

TABLE DES MATIÈRES

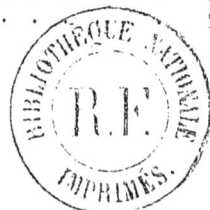

LILLE — LE BIGOT FRÈRES, IMPRIMEURS-ÉDITEURS

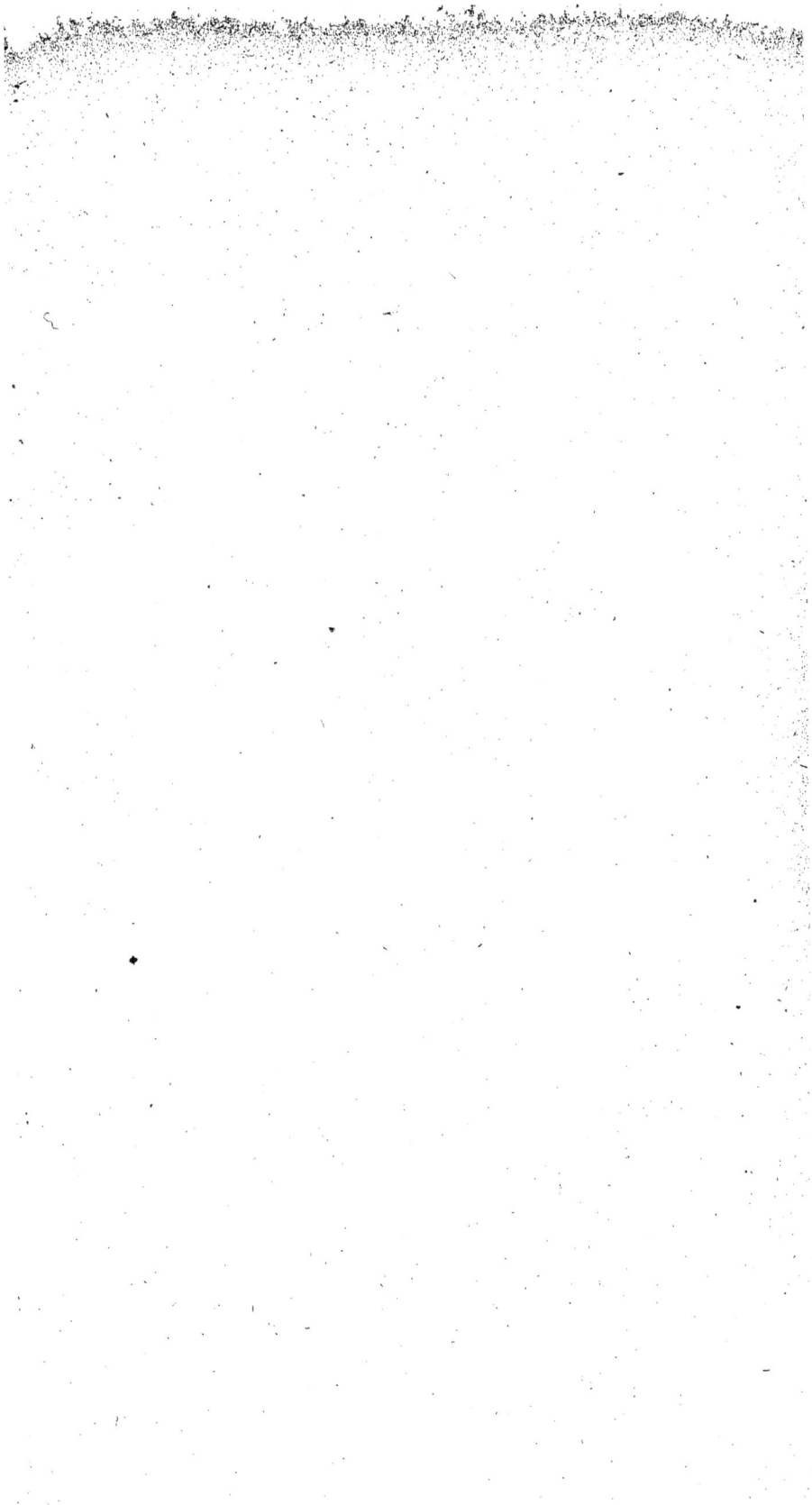

www.ingramcontent.com/pod-product-compliance
Lightning Source LLC
Chambersburg PA
CBHW070906210326
41521CB00010B/2072